AF297367

L'ALCOOL

SON ACTION PHYSIOLOGIQUE,

SON UTILITÉ

ET SES APPLICATIONS EN HYGIÈNE ET EN THÉRAPEUTIQUE

PAR

Le Docteur Angel MARVAUD,

Professeur agrégé à l'École de médecine militaire du Val-de-Grâce,

Médecin-major,

Chevalier de la Légion d'honneur, etc.

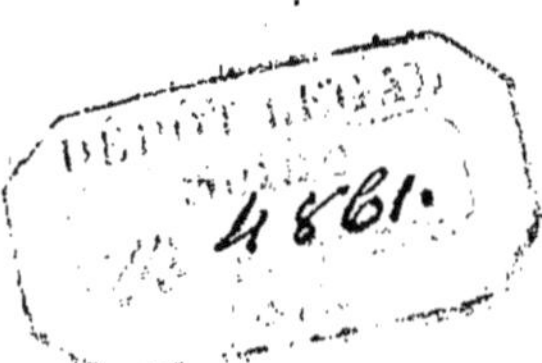

« La vie ne s'entretient que par les stimulants. »

AVEC 25 PLANCHES LITHOGRAPHIÉES.

PARIS

LIBRAIRIE DE LA MÉDECINE, DE LA CHIRURGIE ET DE LA PHARMACIE MILITAIRES

VICTOR ROZIER, ÉDITEUR

75, RUE DE VAUGIRARD

Près la rue de Rennes.

1872

Travaux du même auteur :

Étude sur le frisson et sur les sensations de froid perçues dans les maladies. — Thèse de doctorat. Strasbourg, 1866.

Action physiologique et thérapeutique de l'alcool. — Ouvrage couronné par la Société de médecine de Bordeaux (médaille d'or, concours de 1869-1870).

Effets physiologiques et thérapeutiques des aliments d'épargne ou antidéperditeurs. — Ouvrage couronné par l'Académie des sciences, belles-lettres et arts de Bordeaux (médaille d'or, concours de 1869). Paris, 1871.

Étude sur les hôpitaux-baraques. — Paris, 1872 ; en collaboration avec M. Jæger, architecte, chargé de la construction des baraquements du Luxembourg et du Jardin-des-Plantes, pendant le siége de Paris, 1870-71 (sous presse).

Paris. — Imprimerie de J. Dumaine, rue Christine, 2.

AVANT-PROPOS

En publiant aujourd'hui ce modeste travail sur l'utilité de l'alcool en hygiène et en thérapeutique, l'auteur ne peut se dissimuler l'opposition et les critiques que suscitera nécessairement l'étude d'un agent qui n'a jamais eu autant d'ennemis qu'à cette époque, où on lui attribue la responsabilité la plus large dans les désastres et les calamités de notre chère et malheureuse patrie.

Alors que les législateurs et les médecins unissent leurs efforts, les premiers par de nouvelles peines édictées contre l'ivresse et ses conséquences, les seconds par des associations fondées dans l'unique but de restreindre les effrayants progrès de l'alcoolisme, il faut avouer que les circonstances sont peu favorables à la thèse qu'il défend ; quelques-unes des idées émises par lui paraîtront certainement téméraires et intempestives.

Aussi, aurait-il renoncé à cette publication, s'il n'avait aujourd'hui, pour excuser sa hardiesse et sa témérité, à présenter à ses lecteurs les exagérations incroyables auxquelles se sont laissé entraîner certaines personnes, dans le procès intenté avec tant de raison à l'abus des boissons alcooliques.

En effet, parmi les accusations qui figurent dans les nombreuses pièces de ce procès, les plus terribles ont été dirigées surtout par les membres du corps médical.

Là, c'est un confrère distingué (1) qui, pénétré des effets désastreux des boissons spiritueuses, déplore qu'une si grande partie du sol de la France soit plantée de vignes,

---

(1) Despine, *Le démon alcool, ses effets désastreux, moyens d'y porter remède*. Paris, 1871.

demande que l'autorité en défende la culture et applaudit à la propagation des vers qui en rongent les racines.

Ici, c'est un savant hygiéniste (1) qui appelle l'attention de l'Académie des sciences sur la rapidité de la putréfaction, qui se manifesterait, après la mort, chez les ivrognes et les alcooliques, et qui veut enlever à l'alcool son pouvoir antiseptique et coagulant des éléments organiques, utilisé journellement pour la conservation des pièces anatomiques.

Il n'est pas jusqu'aux praticiens de Londres qui, tenant compte de l'opinion publique justement effrayée, de l'autre côté du détroit, par le rôle de l'ivrognerie dans les affreuses scènes de la Commune de Paris, et inquiétée par les prescriptions des préparations alcooliques usitées si fréquemment par les médecins anglais, n'aient cru devoir affirmer, dans une réunion tenue dans la vaste salle d'Exeter-Hall, le 31 octobre 1871, que « sans vouloir abandonner l'usage de l'alcool dans le traitement de certaines maladies, ils pensent que cet agent, quelle que soit la forme sous laquelle il est administré, doit être toujours prescrit avec autant de soin que tout autre médicament puissant ».

Inutile pour l'auteur d'ajouter que l'alcoolisme sous toutes ses formes n'a pas de plus grand ennemi que lui ; il déplore l'abus des boissons spiritueuses dont il attribue la consommation croissante et prodigieuse à deux causes principales :

1° A cette activité incroyable, à cette sorte de concurrence vitale effrénée, qui se manifeste aujourd'hui plus qu'à toute autre époque dans toutes les classes de la société et qui pousse l'homme à l'usage et à l'abus des agents propres à entretenir et à augmenter l'excitation de son système nerveux ;

2° A l'insuffisance de l'alimentation dans les classes pauvres, insuffisance qui peut être suppléée pendant un certain temps et dans une certaine mesure par les *aliments d'épargne*, dont le principal est l'alcool.

Parmi toutes les causes d'ivrognerie, la plus importante est, sans contredit, la condition sociale, et malheu-

---

(1) Champouillon, communication à l'Académie des sciences. (*Comptes rendus*, t. LXXIV, p. 889.)

reusement la pauvreté. « Une position telle qu'il faille se passer non-seulement de tous les agréments de la vie, dit Rœsch, mais encore en travaillant beaucoup, des choses les plus nécessaires, n'est pas la moins fréquente des causes d'ivrognerie. Pour apaiser sa faim et se rendre propre à travailler, pour échauffer son maigre corps couvert de haillons, pour se mettre à même d'oublier pendant une heure sa misère, le pauvre a recours à l'eau-de-vie. »

Que faut-il donc pour empêcher l'abus des boissons spiritueuses et pour combattre les terribles effets de l'alcoolisme au sein des classes populaires?

On prétend punir l'ivresse dès qu'elle conduit au trouble de l'ordre ou à la violence. Mais qui frappe-t-on ainsi?

Est-ce l'ivrogne, l'individu qui se livre habituellement à l'abus des boissons spiritueuses? Certes non, car l'habitude lui fait supporter facilement, sans que son intelligence soit beaucoup dérangée, les doses énormes qu'il absorbe.

Le plus souvent, c'est chez l'homme ordinairement sobre et frugal, que se manifeste l'ivresse avec son cortége de symptômes les plus épouvantables et les plus dangereux (délire furieux, tendance à la violence et à l'homicide, etc.).

Quelquefois même, au milieu de l'affreuse scène qui se déroule chez l'homme ivre et qui conduit celui-ci à des actes criminels ou répréhensibles, on doit considérer comme le principal coupable le distillateur ou le fabricant de la boisson ingérée, qui, dans le but d'un gain plus considérable, ne craint pas de se livrer à des falsifications pernicieuses pour la santé du consommateur.

Quant aux impôts que l'on frappe sur les boissons spiritueuses, ils n'ont jamais eu le pouvoir d'en restreindre la consommation. Leur effet, le mieux démontré aujourd'hui, c'est de pousser les fabricants et les distillateurs aux falsifications les plus étonnantes et les plus désastreuses.

Que dire des sociétés de tempérance, sinon que dans les pays où elles ont fonctionné en plus grand nombre et avec le plus de succès, elles n'ont pu arriver jusqu'ici à y déraciner le vice de l'ivrognerie?

D'autres moyens ont été proposés récemment par des hygiénistes et des médecins distingués; mais nous craignons beaucoup qu'ils ne soient pas plus efficaces que les précédents pour réprimer l'alcoolisme sous les différentes formes qu'il présente.

Un *avis au public* sur les dangers qu'entraîne l'abus des boissons spiritueuses (1) aura certainement une grande utilité pour les gens instruits et doués d'éducation, mais restera lettre morte en présence de l'ignorance ou de l'indifférence des masses populaires. Quels que soient les infirmités désolantes et les accidents affreux dont elle menace ceux qui abusent de l'alcool, une simple affiche placardée à la porte des tavernes et des estaminets ne constituera jamais un épouvantail pour les ivrognes attirés vers ces établissements par les couleurs et les émanations séduisantes des liqueurs spiritueuses.

La ligue contre l'alcoolisme, préconisée par M. Foville (2), trouvera vite des partisans et des adhérents parmi les personnes sérieuses et les gens mariés qui peuvent se passer facilement des cafés et des estaminets, mais elle n'empêchera pas l'ouvrier et le célibataire de s'exposer à l'alcoolisme dans les restaurants, où ils prennent journellement leurs repas et où ils passent souvent, le verre à la main, une grande partie de leurs après-midi et de leurs soirées.

Quant au moyen proposé par un médecin distingué (3), et qui consiste à priver l'ivrogne de ses droits civiques et électoraux, son application rencontrera forcément des difficultés insurmontables et sera une source de différends, de procès et de poursuites, quand l'individu frappé par la loi aura été victime d'accusations injustes ou de bruits calomniateurs.

Il n'y a qu'un moyen, croit l'auteur, de mettre un terme à la consommation croissante des liqueurs spiritueuses et

---

(1) Bergeron, *Avis sur les dangers qu'entraîne l'abus des boissons alcooliques* (*Bull. de l'Acad. de méd.*, t. XXXIII, p. 528).

(2) *Moyens pratiques de combattre l'ivrognerie, proposés ou appliqués en France, en Angleterre et en Amérique* (*Ann. d'hygiène et de méd. lég.*, 2ᵉ série, t. XXXVII).

(3) Th. Roussel, *De l'ivresse, de l'ivrognerie et de l'alcoolisme au point de vue de la répression légale* (*Bulletin de l'Académie de méd.*, t. XXXVI, p. 616).

des boissons excitantes, c'est d'améliorer le régime du pauvre
et de l'ouvrier, et de faciliter à ceux-ci l'acquisition des aliments plastiques et véritablement réparateurs. La diminution du prix des denrées de première nécessité (viande,
lard) serait nécessairement suivie d'un certain abandon des
aliments d'épargne et antidéperditeurs, dont l'organisme
sentirait alors beaucoup moins la nécessité.

Et s'il était besoin d'invoquer des faits à l'appui de la
thèse qu'il défend, il citerait l'exemple des habitants des
pays vignobles où la consommation d'eau-de-vie et de boissons alcooliques est excessivement faible ; ce qui tient évidemment à l'aisance de ces populations habituées à une alimentation saine et réconfortante. Il pourrait présenter
les résultats de statistiques bien établies, qui démontrent,
dans chaque contrée et dans chaque pays, que la consommation de l'alcool est d'autant plus considérable et plus
répandue, que la population est plus misérable et plus mal
nourrie (1).

L'auteur dira donc aux hygiénistes comme aux législateurs :

Voulez-vous lutter avec chance de succès contre l'alcoolisme et combattre ce mal sous toutes ses formes :

Améliorez la condition des classes pauvres, donnez-leur
une alimentation plus saine, plus ample, plus réconfortante.

Fondez des établissements populaires où le pauvre sera
certain de trouver, à peu de frais, des aliments fortifiants et
riches en matières nutritives et des boissons toniques et
excitantes, mais dont les doses seront sagement limitées et
qui ne seront point falsifiées.

Au besoin, obligez les directeurs d'ateliers et les chefs de
manufactures à établir, dans le voisinage, des fourneaux
économiques et des restaurants, dirigés et surveillés par
eux, et où les ouvriers recevront chaque jour une nourriture
d'autant plus abondante qu'ils seront soumis à un travail
plus long et plus fatigant.

____

(1) Voyez *Dictionnaire encyclopédique des sciences médicales*, t. II,
art. *Alcoolisme*, par Lancereaux, p. 683.

Quant aux autres établissements, surveillez-les attentivement ; soumettez-les à des visites fréquentes et faites spécialement dans le but de s'assurer de la bonne qualité des aliments et des boissons, afin d'empêcher toute falsification ou toute fraude pouvant compromettre la santé publique.

« En même temps répandez à pleines mains l'instruction et les lumières parmi le peuple, comme le conseille le professeur Bouchardat ; redoublez de zèle pour fonder des bibliothèques populaires où se trouvent les livres qui élèvent, moralisent et honorent l'esprit humain ; ouvrez aux heures du repos des cours publics et gratuits où soient enseignées les vérités utiles aux ouvriers. »

Enfin, cherchez à entretenir et à développer dans les classes pauvres l'amour de la propriété et à remplacer la vie de cabaret par la vie de famille. Suivez l'exemple des organisateurs de la cité de Mulhouse qui, en moins de 6 ans, ont rendu près de 400 familles propriétaires d'une maison avec jardin (J. Simon) (1).

Et vous verrez alors, seulement alors, la débauche disparaître de nos grandes cités manufacturières et l'alcoolisme devenir de plus en plus rare dans les tavernes et dans les hôpitaux.

Paris, ce 15 juin 1872.

A. MARVAUD.

---

(1) *L'Ouvrière*, p. 351.

L'ALCOOL

SON ACTION PHYSIOLOGIQUE, SON UTILITÉ ET SES APPLICATIONS EN HYGIÈNE
ET EN THÉRAPEUTIQUE.

INTRODUCTION.

Un philosophe du XVIe siècle, Montaigne, disait en
parlant des médecins de son temps : « Le choix de la plupart de leurs drogues est aucunement mystérieux et divin :
le pied gauche d'une tortue, l'urine d'un lézard, la fiente
d'un éléphant, le foie d'une taupe, du sang tiré sous l'aile
d'un pigeon blanc, et, pour nous autres coliqueux (tant ils
abusent dédaigneusement de notre misère), des crottes de
rat pulvérisées, et telles autres singeries qui ont plus le
visage d'un enchantement magicien que de science solide.
Je laisse à part le nombre impair de leurs pilules, la desti-
nation de certains jours et fêtes de l'année, la distinction
des heures à cueillir les herbes de leurs ingrédients, et
cette grimace rébarbative et prudente de leur port et con-
tenance. »

Tel était, en effet, le triste tableau que présentait à cette
époque la thérapeutique, remplie des pratiques les plus
absurdes, et dirigée tantôt par la croyance aux sortiléges
et aux amulettes, tantôt par la doctrine des signatures.

Nous chercherions en vain des principes rationnels ac-
ceptés et suivis par nos ancêtres dans la prescription des
remèdes et dans l'administration des médicaments. Quand
on fouille leurs pharmacopées nombreuses et leurs formu-

laires volumineux, où sont contenus les moyens curatifs les plus bizarres et les plus illusoires, on se demande s'il ne faut pas attribuer à la superstition ou à la supercherie l'introduction de ceux-ci dans la matière médicale et leur emploi dans les maladies.

L'art médical et le charlatanisme étant confondus, les prescriptions des médecins et des sorciers étaient les mêmes.

Aujourd'hui, le temps des pratiques mystérieuses et des guérisons surnaturelles est à peu près passé, et il ne reste plus que quelques empiriques, charlatans ou guérisseurs, qui excitent encore, à certains moments et dans certains lieux, l'engouement parmi les crédules et les imbéciles, et dont la secte nous rappelle les superstitions, les préjugés, la sotte confiance et les abus du passé.

Il n'y a pourtant que trente-cinq ans que l'audacieux Broussais, en définissant la médecine : *la physiologie de l'homme malade*, a doté la thérapeutique d'une méthode nouvelle qui devait en diriger l'étude et les applications. Du moment que, suivant la doctrine du Val-de-Grâce, on rapportait maintenant tous les phénomènes morbides à des lois propres à l'organisation, il était nécessaire de connaître ces lois, dont l'étude avait été si négligée, et qui devaient gouverner désormais la pathologie. Il fallait constituer la *physiologie*, cette science qui n'avait été jusqu'alors que le roman de la médecine et qui devait en être le fondement.

On ne s'étonnera donc pas du grand mouvement qui se fit dans la science et qui se continue encore aujourd'hui parmi les esprits désireux d'arriver, par l'observation et par l'expérience, à la découverte des phénomènes biologiques.

L'étude du fonctionnement normal des éléments organiques fut suivie de l'étude des troubles et des désordres que ce fonctionnement présente à l'état morbide : la *physiologie pathologique* grandit et progressa à côté de la *physiologie normale*.

Mais la physiologie ne devait pas se borner à éclairer le diagnostic, l'étiologie et la symptomatologie des maladies ; elle devait en déterminer le traitement. Elle n'avait plus

qu'un pas à faire pour dominer toute la médecine : elle mit
le pied sur le domaine de la thérapeutique.

Ainsi fut fondée la *physiologie thérapeutique*, qui, bien
que nouvelle venue dans la science, a déjà rendu des services immenses à l'art médical, grâce à sa méthode rationnelle et à ses procédés rigoureux d'investigation. En effet,
aux inconcevables théories, aux mystérieuses croyances et
aux étranges pratiques des médicastres et des pharmaco-
logues, elle a substitué avec succès les recherches précises,
les observations consciencieuses et les découvertes fécondes
des expérimentateurs et des cliniciens.

La science a ses préférences, suivant chaque époque,
pour telle ou telle branche de la médecine. Anciennement
la séméiologie constituait son principal objet d'études. Nos
prédécesseurs et nos contemporains ont dirigé leurs recherches vers l'anatomie pathologique ; préoccupés surtout
de la lésion, dans chaque état morbide, ils en ont presque
complétement négligé le traitement. C'est à peine si, depuis
quelques années, nous commençons à nous occuper de
physiologie thérapeutique ; mais dans cette voie si longtemps déserte et à peine inexplorée, nos successeurs mar-
cheront inévitablement et atteindront ainsi le véritable but
que se propose le médecin, celui de soulager et de guérir.

Déjà, parmi les innombrables remèdes qui encombrent
les formulaires, et dont l'emploi thérapeutique ne repose
que sur l'empirisme le plus grossier et sur la routine la
plus invétérée, quelques-uns ont été tirés de ce chaos par
la physiologie expérimentale, qui, les soumettant à son
contrôle et en déterminant l'action sur l'organisme sain, a
étudié leur rôle et précisé leurs applications sur l'organisme malade.

Un des agents médicamenteux qui ont été, dans ces derniers temps, soumis le plus souvent à ce contrôle, est sans
contredit l'alcool, dont le triple rôle en hygiène, en pathologie et en thérapeutique, comme boisson alimentaire,
comme substance toxique et comme médicament, était bien
propre à fixer l'attention des savants, et offrait assez d'intérêt pour mériter de nombreuses recherches et de nouvelles expériences.

Aussi, en même temps que l'emploi de ce liquide prenait une extension considérable en Angleterre dans la pratique médicale, des travaux importants étaient publiés en France (1) et en Allemagne (2), dans le but de déterminer ses effets physiologiques. Grâce à ces travaux, le rôle de l'alcool, comme aliment respiratoire, semblait démontré, quand apparut un *nouveau* mémoire (3) dont les conclusions étaient complétement opposées aux idées généralement acceptées.

Il y a deux ans, la Société de médecine de Bordeaux, frappée sans doute de théories contradictoires encore en présence, pour expliquer l'action physiologique de l'alcool, et de leur apparence commune de fondement et de légitimité (car chacune s'applique à l'explication d'un certain ordre de faits), alors que la clinique (4) n'en continuait pas moins à exalter les heureux effets thérapeutiques des préparations alcooliques, proposa pour sujet de prix, pour son concours annuel, l'étude de « *l'action physiologique et thérapeutique de l'alcool* ».

A cette époque, nous eûmes l'honneur de soumettre à la savante compagnie un mémoire contenant les résultats de nos expériences, de nos observations et de nos recherches sur cette importante question. Des quatre mémoires, présentés au concours par divers auteurs, le nôtre fut jugé digne du prix. Nous avions cependant formulé des conclusions complétement en désaccord avec l'esprit du programme ; car au lieu de reconnaître dans l'alcool « un agent de combustion et de caloricité », nous avions démontré, d'après de nombreuses expériences, que, loin de produire de la chaleur et d'entretenir la température organique,

---

(1) Bouchardat et Sandras, *De la digestion des boissons alcooliques, et de leur rôle dans la nutrition* ; *Annales de chimie et de physique,* 3ᵉ série, t. 21, p. 450.

(2) Duchek, *Prag. Vieteljahr schrift für die praktische Heilkunde,* 1853.

(3) L. Lallemand, Perrin et Duroy, *Du rôle de l'alcool et des anesthésiques dans l'organisme,* 1860.

(4) Voyez : Béhier, *Conférences de clinique médicale faites à la Pitié,* 1864.— S. Jaccoud, *Clinique médicale,* 1867, p. 73 et suiv.

il constituait au contraire un dépresseur énergique de cette température, qu'il enrayait les oxydations organiques et s'opposait à la désassimilation des tissus.

En outre, nous avions tiré de ces faits cette conclusion importante, que les préparations alcooliques devaient être utilisées en thérapeutique, non-seulement comme médicaments *excitants du système nerveux de la vie animale,* mais encore comme médicaments *antipyrétiques,* et comme agents *antidéperditeurs;* propriétés précieuses, déjà entrevues, mais non suffisamment démontrées, par quelques auteurs.

Nous regrettions alors que le court délai qui nous était accordé, avant le terme fixé pour la remise de notre travail, nous eût empêché de nous livrer à des observations plus complètes et plus concluantes, et à des expérimentations fréquentes et suivies sur de nombreux malades, dans divers états morbides et notamment dans les pyrexies.

Pourtant nous ne doutions pas de voir les résultats de nos observations physiologiques contrôlés par l'observation clinique. « Peut-être, disions-nous, dans le cours de notre travail, quelques idées paraîtront-elles étranges et hasardées, comme il arrive de chaque chose nouvelle ici-bas; mais nous les croyons justes et vraies, parce qu'elles reposent déjà sur l'autorité d'un ensemble de faits bien constatés et bien démontrés; et si nous n'avons pas la faculté de pouvoir nous dire un jour qu'elles ont été émises et défendues avec succès par leur auteur, il nous restera du moins la satisfaction de les avoir avancées avec sincérité et avec conviction. »

Cependant nous ne nous attendions pas à ce que nos vues sur la véritable action de l'alcool dans l'économie fussent sitôt confirmées par les travaux importants qui ont paru dans ces dernières années, tant en France qu'en Allemagne, en Angleterre et en Italie (1), et grâce auxquels l'action de l'alcool comme dépresseur de la chaleur organique et comme antidéperditeur est aujourd'hui un fait acquis à la science.

----

(1) Godfrin, Jung, Zimmerberg, Obernier, Cuny-Bouvier, etc., etc.

Depuis l'apparition de notre mémoire en 1869 (1), nous avons profité de l'occasion qui nous était offerte comme chef de service dans un grand hôpital, pour expérimenter la médication alcoolique sur de nombreux fébricitants.

Nos observations ont porté sur près de 500 malades, dont 80 atteints de fièvre typhoïde, 300 de variole (pendant le siége de Paris), 25 de scarlatine, 30 de rougeole, 30 de pneumonie franche, 15 de rhumatisme articulaire aigu.

Le travail que nous publions aujourd'hui se divise en trois parties.

On trouve dans la *première partie*, consacrée à l'*action physiologique de l'alcool*, les expériences que nous avons faites en 1869, pour démontrer l'influence de ce liquide sur les grandes fonctions de l'économie (chaleur animale, cir-culation, respiration, nutrition, sécrétion urinaire, etc.)

La *seconde partie* présente une étude assez étendue des diverses questions touchant l'utilité de cet agent en hygiène, comme boisson excitante, comme aliment d'épargne ou antidéperditeur, et comme adjuvant indispensable pour suppléer à l'alimentation, habituellement insuffisante du manœuvre et de l'ouvrier; pour favoriser le travail corporel et entretenir les forces musculaires.

Certes, nous reconnaissons les redoutables effets de l'alcoolisme, et nous admettons, avec tous les auteurs, les tristes résultats qui accompagnent et qui suivent l'abus des boissons spiritueuses, résultats devenus malheureusement si évidents dans ces derniers temps, qu'on a considéré, avec raison, l'alcool comme devant partager avec le pétrole la responsabilité des crimes, des incendies et des désastres qui ont marqué dans notre malheureux pays le sombre règne d'une insurrection formidable.

Mais tout en attribuant à l'alcool un fâcheux privilége, comme aliment de prédilection de la paresse et de la débauche, nous croyons devoir insister, dans notre travail, sur son rôle véritablement utile et honorable, comme ali-

---

(1) Voyez A. Marvaud, *Action physiologique et thérapeutique de l'alcool*, dans *Bulletins et Mémoires de la Société de médecine de Bordeaux*, 1869, et dans *Union médicale de la Gironde*, 1870-71.

ment de la misère et du travail : question beaucoup trop négligée, d'après nous, par la plupart des hygiénistes contemporains.

Dans la *troisième partie*, après avoir étudié rapidement les principales phases d'engouement et d'abandon par lesquelles a passé l'emploi de l'alcool en thérapeutique, nous examinons les nombreuses affections chirurgicales et médicales dans lesquelles ce médicament a été employé ; nous formulons ses principales indications, en déduisant ses propriétés thérapeutiques de son triple rôle physiologique, comme excitant du système nerveux cérébro-spinal, comme antipyrétique et comme antidéperditeur.

Un grand nombre d'observations cliniques, accompagnées de tracés sphygmographiques et thermométriques, pris, pour la plupart, dans notre service du Val-de-Grâce, démontrent l'utilité et l'importance que nous attribuons aux préparations alcooliques, dans la guérison de certaines pyrexies et phlegmasies.

CONSIDÉRATIONS PRÉLIMINAIRES.

Il n'est pas possible de déterminer le rôle de l'alcool dans l'organisme sain, sans présenter auparavant quelques considérations relatives à l'histoire chimique de ce corps, et de rendre compte de l'emploi médical et chirurgical de ce médicament, sans donner, préalablement au moins, un aperçu sommaire de ses préparations les plus usuelles et des formes diverses sous lesquelles il est employé, soit en hygiène, soit en thérapeutique.

C'est à ces deux raisons qu'il faut attribuer l'étude préliminaire qui commence notre travail.

L'alcool absolu ou *esprit ardent* (*spiritus ardens*) a pour formule $C_4 H^6 O^2$; mais on ne l'emploie jamais à l'état de pureté ; il est toujours associé à une certaine quantité d'eau.

Sa densité, à la température de 15°, est de 0,794. Il bout à 78° 41, sans altération, à la pression ordinaire. Il ne peut être solidifié par le froid produit dans les laboratoires.

La densité de sa vapeur égale 1,6133.

Au contact du platine, les vapeurs d'alcool, mélangées d'air, se transforment en aldéhyde et en acide acétique :

$$C^4H^6O^2 + O^2 = H^2O^2 + C^4H^4O^2 \text{ (aldéhyde)}$$

$$C^4H^4O^2 \text{ (aldéhyde)} + O^2 = C^4H^4O^4 \text{ (acide acétique)}.$$

Il brûle avec une flamme jaunâtre, et fournit de l'acide carbonique et de l'eau, quelquefois avec un dépôt de charbon.

L'alcool absorbe la plupart des gaz, et en dissout plusieurs en plus grande quantité que l'eau : tels sont l'oxygène, l'acide carbonique (Pelouze et Frémy) (1).

L'alcool rectifié marque 88° à 90° centésimaux ; c'est un liquide dont la fluidité ne le cède qu'à celle de l'éther, et qui renferme habituellement de l'eau, une matière colorante, un ou plusieurs éthers et une huile volatile, conséquemment un parfum variable, suivant la substance qui l'a fourni (Gubler) (2).

L'alcool dilué est principalement employé en thérapeutique ; les trois degrés alcooliques les plus usités sont les suivants : l'alcool à 88° C., l'alcool à 80° C., l'alcool à 56° ou eau-de-vie.

L'alcool est le produit de la fermentation du sucre.

Un équivalent de sucre fournit quatre équivalents d'acide carbonique et deux équivalents d'alcool.

$$C^{12}H^{12}O^{12} = 4Co^2 + 2(C^4H^6O^2).$$

Il existe tout formé dans les liqueurs spiritueuses (Gay-Lussac). Il provient de leur distillation, et prend des noms différents, suivant la nature du liquide dont il a été extrait. On appelle *eau-de-vie* le produit de la distillation des vins ; *rhum*, le produit distillé du suc de la canne à sucre ; *arrack* ou *rack*, l'esprit-de-vin de riz ; *genièvre* et *whisky*, les eaux-de-vie de grains ou de froment aromatisées ; l'alcool de *koumiss* ou lait de jument fermenté, etc.

L'alcool constitue, de plus, l'élément fondamental des

----

(1) *Traité de chimie organique.*
(2) Gubler, *Commentaires du Codex*, art. *Alcool.*

boissons *alcooliques*, dont la consommation, si générale en Europe, s'est répandue rapidement dans le Nouveau-Monde; nous ne ferons que mentionner les *vins*, le *poiré*, le *cidre*, la *bière*, etc.

Nous n'avons point à étudier ici l'influence complexe et différente qu'a chacune de ces boissons sur l'organisme, et à faire la part des éléments divers, autres que l'alcool, qui entrent dans leur composition. Nous ne nous occuperons donc pas des modifications que présente l'action de l'alcool, suivant qu'il est associé, en proportion plus ou moins grande, à telle ou telle substance que l'analyse chimique révèle dans les vins, telles que le *sucre*, la *gomme*, l'*éther* et l'*acide œnanthique*, les *substances amères*, les *acides végétaux*, les *divers sels* et les *matières colorantes;* suivant qu'il est en présence d'autres éléments, contenus principalement dans le cidre et la bière, tels que les *amers*, les *ferments*, la *dextrine*, l'*acide carbonique*, etc.

Nous nous bornerons tout simplement à l'étude de l'alcool pur, c'est-à-dire débarrassé de toutes les substances avec lesquelles il est habituellement en rapport. Dans l'appréciation de son action physiologique, nous ne tiendrons compte que de la plus ou moins grande proportion d'eau qui, combinée avec lui, atténue les effets de cet agent énergique.

Insistons, en outre, sur l'erreur que commettent la plupart des auteurs en confondant les effets de l'alcool avec ceux du vin, qui, outre qu'il renferme beaucoup de substances étrangères, comme nous l'avons vu plus haut, ne contient que 10 à 15 p. 100 d'alcool; il est nécessaire de différencier ces deux liquides, au double point de vue physiologique et thérapeutique.

Ire PARTIE.

EFFETS PHYSIOLOGIQUES DE L'ALCOOL.

I. *Des voies d'introduction de l'alcool dans l'organisme.*

§ 1er. *Peau.* — Appliqué sur la peau saine, l'alcool produit d'abord une légère sensation de froid due à son évaporation rapide. Cette sensation, d'autant plus appréciable que l'air est plus chaud et plus agité, s'accompagne de la pâleur du tégument. Nous n'avons pas constaté, même avec de l'alcool à 90° centigrades, d'irritation ni de chaleur de la partie avec laquelle ce liquide était en contact. Ce fait a été pourtant signalé par quelques observateurs.

Sur le derme mis à nu, sur une muqueuse (conjonctive oculaire) ou sur une solution de continuité (plaie), l'alcool détermine une irritation plus ou moins violente, qui consiste en picotements, sensation de brûlure, contraction des capillaires sanguins et pâleur de la région, coagulation de la sérosité albumineuse et durcissement de la surface. Survient, comme phénomène consécutif, la dilatation des capillaires, accompagnée de chaleur et d'inflammation; il peut même en résulter un commencement de gangrène quand l'alcool est suffisamment concentré (Gubler) (1).

On cite quelques exemples d'ivresse à la suite de la simple application sur la peau de compresses imbibées d'eau-de-vie, d'eau de mélisse, d'alcool camphré; mais il faut tenir compte, dans ces cas, de l'inhalation des vapeurs alcooliques (Racle) (2) et de leur absorption par les voies respiratoires.

§ 2. *Séreuses.* — L'injection de liquides alcooliques dans la plèvre et dans le péritoine a été, dans certains cas, suivie des mêmes effets. Ce fait a, du reste, été démontré expérimentalement par Rayer (3).

§ 3. *Muqueuse pulmonaire.* — L'alcool peut s'introduire dans les voies respiratoires sous deux états :

A) à l'état liquide ; — B) à l'état de vapeur.

A) Les recherches récentes de **P. Delmas** et de **L. Sentex** (4), ont démontré que le poumon est, de tous les or-

---

(1) Gubler, *Commentaires du Codex*, art. *Alcool*, ouv. cité.

(2) Racle, *De l'alcoolisme*, thèse d'agrégation. Paris, 1860.

(3) *Dictionnaire de médecine et de chirurgie pratiques*, t. 1, p. 291.

(4) P. Delmas et L. Sentex, *Recherches expérimentales sur l'absorption des liquides à la surface et dans la profondeur des voies respiratoires.* Paris, 1869.

ganes de l'économie, le plus apte à l'absorption. Divers expérimentateurs avaient reconnu, avant eux, la facilité et la rapidité étonnante avec lesquelles les liquides versés dans la trachée étaient absorbés. Ségalas (1), ayant injecté une certaine quantité d'alcool dans les bronches, avait constaté la disparition de ce liquide accompagnée des symptômes de l'ivresse ; il avait même cru remarquer que, malgré la section des nerfs vagues, ces phénomènes étaient survenus aussi vite que si l'alcool avait été introduit dans le sang. Mais Longet (2) a constaté, depuis, que l'intoxication, après la section des pneumo-gastriques, se manifeste beaucoup plus rapidement le premier jour de l'opération que le second et surtout que le troisième jour.

B) C'est habituellement à l'état de vapeur que l'alcool est absorbé par les poumons. Il produit ainsi l'ivresse, qui se développe parfois dans les caves où l'on transvase le vin et dans les ateliers où l'on travaille l'alcool (vernissage à l'alcool).

Mesnet cite un négociant en alcools, dont le logement était placé au-dessus d'un magasin d'eaux-de-vie, et qui éprouvait toutes les nuits les symptômes de l'ivresse, dus à l'action des vapeurs alcooliques qui passaient à travers les fentes d'un mauvais plancher. Au bout de dix-huit mois, cet homme présenta les symptômes de la paralysie générale aiguë. Il est probable que le sujet en question avait aussi des habitudes alcooliques.

Enfin, nous mentionnerons les expériences d'Orfila (3), dans lesquelles ce chimiste empoisonnait des chiens en leur faisant inspirer de l'air chargé de vapeurs alcooliques.

§ 4. *Muqueuse digestive.* — Pour l'homme, dans les conditions habituelles de la vie, la principale voie d'absorption de l'alcool est la muqueuse digestive. Il semble que, d'après

---

(1) Ségalas, *Arch. gén. de médecine*, 1826, t. 12, p. 103.
(2) Longet, *Traité d'anatomie et de physiologie du système nerveux*, t. 2, p. 303. Paris, 1842.
(3) Orfila, *Traité de toxicologie*, 4ᵉ édition, t. 2.

les lois de l'endosmose établies par Dutrochet (1), cette absorption soit difficile, car l'alcool ne mouille pas la muqueuse intestinale, et les rapports de sa chaleur spécifique avec celle du sérum sanguin ne sont pas favorables à son passage à travers les parois vasculaires.

Cependant cette absorption est bien réelle. Nous l'étudierons complétement dans le chapitre suivant.

II. *Action interne (tube digestif).*

§ 1. — Appliqué sur la *langue*, l'alcool à 90° centigrades présente une saveur piquante, chaude, un peu sucrée, laissant à sa suite une impression de brûlure plus ou moins durable, qui s'accompagne de la turgescence des papilles linguales et de salivation. Ces effets sont beaucoup plus faibles quand l'alcool est dilué.

§ 2. — Dans l'*estomac*, l'alcool étendu d'eau, ou *eau-de-vie*, procure une chaleur douce et bienfaisante, stimule les forces digestives, et s'accompagne d'un sentiment de bien-être et d'aisance qui se répand dans l'organisme tout entier. Il diminue la sécrétion du suc gastrique et agit d'une façon contraire à celle de l'éther, qui augmente les sécrétions stomacales (Cl. Bernard) (2), facilite la dissolution de certains aliments (corps gras, quelques variétés de sucres, caséum, alcalis végétaux, etc.), et coagule le mucus et l'albumine qui se trouvent dans l'estomac (Magendie) (3).

Concentré, l'alcool produit une irritation plus ou moins vive de la muqueuse stomacale, irritation qui s'accompagne d'une sensation de brûlure à l'épigastre (Gubler). Les expériences d'Orfila, confirmées par les recherches plus récentes de Jacobi (4), indiquent une inflammation très-vive de l'estomac, caractérisée par le ratatinement et la

---

(1) Dutrochet, *Mémoires pour servir à l'histoire anatomique et physiologique des végétaux et des animaux.* Paris, 1837 ; t. 1ᵉʳ, p. 13.
(2) *Leçons sur les effets des substances toxiques et médicamenteuses.* Paris, 1857, p. 433.
(3) *Précis élémentaire de physiologie*, t. 2, 4ᵉ édition, p. 142.
(4) *Deutsch Klinik*, 1857, nᵒˢ 22, 26 et suiv.

friabilité de la muqueuse, quelquefois par des ecchymoses
et des infiltrations sanguines dans les parois de cet organe.

Il faudrait pourtant se garder d'attribuer uniquement à
l'action de l'alcool la simple congestion de la muqueuse
stomacale que quelques observateurs ont constatée, soit
chez l'homme, soit chez les animaux, à la suite de l'ingestion de grandes quantités d'eau-de-vie. D'après Maurice
Perrin (1), cette turgescence des vaisseaux doit être attribuée souvent au simple travail de la digestion.

Leuret et Lassaigne, se fondant sur ce que l'alcool se
transforme en acide acétique quand il est en présence
d'une matière animale, à une température de 15° à 30°,
admettent que le même phénomène se passe dans l'estomac,
sous l'influence du mucus, qui joue le rôle de ferment, et
de la température (variant entre 37° et 39° centigrades) habituelle à cet organe (2).

Mais, d'après L. Lallemand, M. Perrin et Duroy (3), qui
ont expérimenté sur des chiens, l'alcool est loin de se transformer en totalité en acide acétique; il n'y en a qu'une
faible portion qui subisse cette altération dans l'estomac;
ce qui explique l'acescence des vomissements qui surviennent après l'ingestion des boissons alcooliques.

§ 3. Une question intéressante est de savoir où se fait
l'absorption de l'alcool. D'après Bouchardat et Sandras (4),
c'est particulièrement dans l'estomac que cette absorption
a lieu ; elle pourrait cependant se continuer dans tout le
reste des intestins, quand les boissons alcooliques sont
données en grande quantité ou mélangées à du sucre.

---

(1) *Dictionnaire encyclopédique des sciences médicales*, t. 2, p. 576,
art. *Alcool* (physiologie).

(2) *Recherches physiologiques pour servir à l'histoire de la digestion*, p. 200.

(3) *Du rôle de l'alcool et des anesthésiques dans l'organisme*, ouvrage cité.

(4) Bouchardat et Sandras, *De la digestion des boissons alcooliques
et de leur rôle dans la nutrition* ; *Annales de chimie et de physique*,
3ᵉ série, t. 21, p. 450.

Cette opinion a été acceptée par Longet (1), et dans ces derniers temps par Lallemand, Perrin et Duroy.

Un chien auquel ces derniers observateurs avaient administré 170 grammes d'alcool à 24°, étant mort au bout d'une heure et demie, on recueillit dans son estomac à peine 70 grammes d'un liquide clair, qu'on ne put même considérer comme étant en totalité de l'alcool (2).

Cependant les observations sur lesquelles se fondent les partisans de l'absorption de l'alcool dans l'estomac nous semblent peu concluantes, en ce sens que la disparition de ce liquide, peu de temps après son ingestion, peut tenir tout aussi bien à son passage rapide dans l'intestin grêle qu'à son absorption par la muqueuse gastrique.

En outre, si nous tenons compte de ce fait, que Tiedemann et Gmelin (3) ont retrouvé dans l'intestin grêle une partie de l'alcool ingéré dans l'estomac d'un cheval, trois heures et demie auparavant ; et si nous nous rappelons les intéressantes recherches faites par Bouley (4), pour démontrer que l'eau et différents liquides ne sont pas absorbés dans l'estomac du même animal, nous sommes porté à penser que la plus grande partie de l'alcool absorbé dans l'estomac passe rapidement dans l'intestin grêle, et que c'est dans cette seconde partie du tube digestif que se fait principalement l'absorption des boissons spiritueuses.

Nos idées concordent, du reste, avec celles de notre savant et bien regretté professeur, Küss (de Strasbourg) (5), qui pensait que les boissons en général ne font que traverser l'estomac, et qu'aussitôt après leur ingestion, elles franchissent le pylore, dont l'accès est toujours libre pour les liquides.

C'est un fait certain, dans tous les cas, que l'alcool passe rapidement dans l'intestin grêle. Concentré, il y détermine,

---

(1) Longet, *Eléments de physiologie*, 2e édition, t. 1, p. 313.
(2) *Du rôle de l'alcool*, etc., p. 62.
(3) Tiedemann et Gmelin, *Recherches sur la route que prennent diverses substances pour passer de l'estomac et du canal intestinal dans le sang*. Paris, 1824; trad. française de Heller.
(4) *Bulletins de l'Académie de médecine*, 1852, t. 17, p. 647 et 763.
(5) *Cours de physiologie*, leçons orales, 1862.

d'après Jacobi (1), les mêmes lésions que dans l'estomac : l'inflammation de la muqueuse, des ecchymoses, des infil‑trations sanguines, etc.

En outre, il augmente les contractions péristaltiques de la tunique musculaire, et facilite ainsi l'évacuation des selles.

Certaines substances ralentissent l'absorption des bois‑sons alcooliques ; telles sont les acides, le tannin, les ma‑tières mucilagineuses et sucrées, et surtout les aliments gras : fait qui, d'après M. Perrin (2), justifie la pratique anglaise qui consiste à prendre un potage très-gras ou un verre d'huile avant de se livrer aux libations.

§ 4. — Quel est maintenant le mode d'absorption de l'alcool?

On sait que l'absorption intestinale se fait par deux voies principales, les *veines* et les *chylifères,* et que, parmi les substances alimentaires, certaines passent plus spéciale‑ment par l'une de ces voies. Tiedemann et Gmelin, expéri‑mentant sur un cheval auquel ils avaient administré de l'alcool ainsi que d'autres substances, avaient signalé l'odeur alcoolique dans le sang de la veine porte, des veines splénique et mésentérique supérieure, odeur que n'offraient pas les liquides des vaisseaux chylifères et du canal thora‑cique. Magendie avait déjà constaté que l'absorption de l'alcool s'effectuait par les veines.

Bouchardat et Sandras (3), dans une série d'expériences faites sur divers animaux (chiens, poules, canards), confir‑mèrent les résultats précédents et démontrèrent la présence de l'alcool dans le sang, tandis que le chyle n'en renfermait aucune trace appréciable.

Ils ont conclu de ces faits que les boissons alcooliques sont absorbées par l'unique voie des veines intestinales. Nous ferons remarquer, avec Longet, que cette conclusion

---

(1) *Loc. cit.*

(2) M. Perrin, *Dictionnaire des sciences médicales,* article *Alcool* (Physiologie).

(3) *Loco citato,* p. 456.

est peut-être trop exclusive, en ce sens qu'une partie de
l'alcool absorbé a pu, dans leurs expériences, passer dans
le système chylifère, mais que la faible proportion de ce liquide a empêché les observateurs d'en constater la présence.

III. *Présence de l'alcool dans le sang.*

Magendie (1) avait reconnu la présence de l'alcool dans
le sang, et avait constaté qu'on pouvait le retirer de ce liquide par la distillation. Après lui, Ségalas (2) attribua
l'ivresse à la présence de l'alcool dans le milieu sanguin.

Bouchardat et Sandras (3), ayant soumis à l'analyse le
sang de plusieurs animaux alcoolisés, constatèrent l'odeur
propre à l'alcool dans les produits de la distillation. Mais
c'est surtout grâce aux belles expériences de L. Lallemand,
Perrin et Duroy, que la présence de l'alcool en nature dans
le sang a été parfaitement démontrée.

Ces habiles observateurs, ayant pris deux chiens de forte
taille, introduisirent dans l'estomac de chacun d'eux, en
deux fois, à une demi-heure d'intervalle, 120 grammes
d'alcool à 21°, sans mélange d'eau, soit 240 grammes.
Ayant recueilli ensuite une certaine quantité de sang
extrait de la carotide primitive, ils en retirèrent par la distillation, dans l'appareil de Gay-Lussac, une notable quantité de liquide, qui présentait tous les caractères de l'alcool (4). «On pouvait supposer, dit Maurice Perrin (5), que
si, dans ces conditions, on trouve de l'alcool non transformé,
cela tient à ce que le sang en contient en excès. Pour éviter
toute équivoque, la même analyse a été renouvelée chez
d'autres animaux, neuf heures, seize heures après l'ingestion ; le sang contenait encore de l'alcool en nature. »

---

(1) *Leçons sur les phénomènes physiques de la vie*, t. 3, p. 55.

(2) *Loc. cit.*, p. 103.

(3) Bouchardat et Sandras, *Annales de chimie et de physique*, 1847,
t. 21.

(4) *Loc. cit.*, p. 63.

(5) M. Perrin, *Dictionnaire encyclopédique*, article cité, p. 580.

IV. *Action de l'alcool sur le sang.*

L'alcool détermine dans le sang des modifications *physiques, chimiques* et *physiologiques.*

§ 1ᵉʳ. *Effets physiques.*— Dans cette intéressante étude, trois procédés ont été employés :

A) Le premier consiste à soumettre du sang tiré d'une veine à l'action de l'alcool, en mélangeant les deux liquides à l'air libre. C'est ce qu'a fait Schultz (1), qui a constaté que l'alcool versé dans du sang frais amène sa coagulation, après lui avoir communiqué une coloration noirâtre, due à ce que la matière colorante des globules se dissout dans le sérum.

De leur côté, Monneret et Fleury (2) ayant mélangé parties égales d'alcool et de sang tiré d'une veine, virent le mélange former un liquide noirâtre, mais ils ne remarquèrent pas de coagulation.

L. Lallemand, Perrin et Duroy ont contrôlé ces expériences, et ont conclu de leurs recherches, que les résultats différents obtenus précédemment dépendent du degré de concentration de l'alcool employé. Tandis que 20 grammes d'alcool à 28°, versés dans 60 grammes de sang au sortir de la veine, déterminent immédiatement la formation d'un coagulum, la même expérience faite avec de l'alcool à 21° ne produit qu'une coagulation légère, et avec de l'alcool à 16° il ne se forme pas de coagulation (3).

Nous avons vérifié nous-même cette action de l'alcool sur le liquide sanguin. Nous avons remarqué, comme les observateurs précédents, que la coagulation est d'autant plus rapide et plus parfaite, que l'alcool employé est plus concentré.

B) Le second procédé consiste à injecter une certaine

---

(1) Schultz, *De alimentorum concoctione experimenta nova ; accedit oratio de physiologia veterum et recensiorum comparatis, etc.* In-4°, Berolini, 1834.

(2) *Compendium de médecine pratique,* t. 5, p. 260.

(3) *Loc. cit.,* p. 44 et suiv.

quantité d'alcool dans un vaisseau, et à examiner le liquide sanguin, après avoir sacrifié l'animal soumis à l'expérience.

Les résultats varient encore suivant les observateurs.

Contrairement aux expériences de Fr. Petit (1) et de Royer-Collard (2), qui indiquent la coagulation du sang et la mort rapide à la suite d'injection de liquides alcooliques dans la veine jugulaire d'animaux vivants, Magendie ne constate aucun accident après l'injection, dans la veine jugulaire d'un chien, d'eau-de-vie additionnée de son volume d'eau.

Avant lui, Orfila (3) avait reconnu, après une expérience semblable, que le sang, fluide et rougeâtre dans le ventricule gauche, offrait plusieurs caillots d'un aspect gélatineux dans les cavités droites du cœur.

Nous savons maintenant à quoi nous devons attribuer ces différences; les expériences de Lallemand, Perrin et Duroy nous ont éclairé à ce sujet. Il en résulte que la mort immédiate ne se produit pas, quand on prend la précaution d'injecter dans les veines de l'alcool assez dilué pour que la propriété qu'il possède de coaguler l'albumine du sang soit annihilée. Dans ce cas, le sang reste limpide et conserve à peu près sa coloration normale.

c) Reste le dernier procédé qui a été le plus souvent employé, c'est l'examen du sang à la suite de l'ingestion d'alcool dans l'estomac.

L'autopsie des individus morts à l'état d'ivresse avait indiqué depuis longtemps que le sang devient noir et acquiert une fluidité spéciale, caractéristique de tous les genres d'asphyxie. Quelques observateurs, entre autres Magnus Hüss (4), avaient indiqué, comme effet de l'alcool sur le sang, la richesse de ce liquide en globules graisseux. Les expériences de Lallemand, Perrin et Duroy ont confirmé ces faits (5).

---

(1) Fr. Petit, *Lettre d'un médecin des hôpitaux du roi*, 1710.
(2) Royer-Collard, *Compendium de médecine pratique*, t. 5.
(3) Orfila, *Traité de toxicologie*, 4e édit., t. 2.
(4) Magnus Hüss, *Cronische Alcohols-Krankheit*. Stockholm, 1852.
(5) *Loc. cit.*, p. 39.

Chez un chien alcoolisé, « le sang veineux, disent-ils, avait perdu sa couleur habituelle ; sa surface était parsemée d'un grand nombre de points brillants, ayant l'aspect de parcelles miroitantes de cholestérine. A la loupe et au microscope, on reconnaissait qu'ils étaient constitués par des globules graisseux.

« Le sang tiré de l'artère crurale avait conservé les qualités apparentes du sang artériel : il était d'une belle couleur vermeille, mais il contenait aussi des globules graisseux qu'on voyait nager à la surface.

« Ce n'est que lorsque la respiration est très-difficile, que le sang artériel perd sa couleur vermeille et prend une coloration foncée, analogue à celle du sang veineux. »

§ 2. *Effets chimiques.* —Maintenant, quelle est l'influence de l'alcool sur les divers gaz contenus dans le sang ? Sa présence influe-t-elle sur la proportion de l'oxygène et de l'acide carbonique? A-t-il une action spéciale sur le globule sanguin? On comprend combien la solution de ces questions doit jeter de lumière sur le rôle, encore bien obscur, qu'on assigne à l'alcool dans les échanges si nombreux et si importants s'exerçant entre le globule sanguin et le milieu dans lequel il baigne. Une pareille étude est digne des recherches approfondies et des minutieuses investigations de la physiologie expérimentale et surtout de la chimie organique ; pourtant elle est à peine commencée.

En effet, d'après les travaux les plus récents des savants allemands et français, « les globules rouges se composent de deux parties : une matière fondamentale ou *stroma*, une matière colorante, l'*hémoglobine,* toutes deux albuminoïdes. Dans le stroma, on trouve : A) du *protoplasma,* analogue à celui des globules blancs ; B) la *globuline* (Lecanu, Schmidt); c) le *protagone,* découvert en 1866 par O. Liebreich, matière grasse et phosphorée, qui se trouve non-seulement dans la substance nerveuse et les globules rouges, mais encore dans le plasma du sang (1). »

Or, on admet que les globules de graisse, constatés par

____

(1) Godfrin, *loc. cit.,* p. 43, en note.

Magnus Hüss et Perrin, dans le sang des animaux alcoolisés, se produisent par le doublement du *protagone* en acide oléique, phosphoglycérique, etc.

§ 3. *Effets physiologiques.*—D'après Bœcker (1), l'alcool cimenterait en quelque sorte l'oxygène et les globules, d'où résulterait une combinaison assez stable pour soustraire les tissus de l'organisme à l'action destructive de l'oxygène. Les globules, chargés de porter ce dernier gaz dans l'intimité des tissus, subiraient ainsi une véritable paralysie, enrayant complétement leurs fonctions (Jung) (2).

Bouchardat (3) admet que l'alcool, dans le sang, subit l'action comburante de l'oxygène, et que les globules sanguins, étant ainsi privés de ce gaz vivificateur, sont asphyxiés et perdent leur couleur vermeille.

Quant à Maurice Perrin (4), il pense que l'alcool « exerce une sorte d'action de présence ou catalytique, en vertu de laquelle il y a diminution dans la quantité d'acide carbonique exhalé par la respiration », ce qui indiquerait un ralentissement dans l'activité de l'oxydation intravasculaire et par suite dans la production de la chaleur animale.

On voit, par ces quelques citations, combien l'action de l'alcool sur les éléments du sang est peu démontrée.

Pour nous, nous croyons que l'alcool joue un certain rôle dans les échanges qui s'opèrent continuellement entre les globules sanguins et le sérum, leur milieu nourricier et réparateur. Nous insisterons sur ce fait, que les auteurs ont à peu près négligé complétement.

Considérons, en effet, le globule sanguin. C'est grâce au pouvoir osmotique de ses parois qu'il peut renouveler ses matériaux, s'assimiler ceux qui sont propres à sa nutri-

---

(1) Bœcker, *Frank's Magazin*, t. 4, p. 762.

(2) E. Jung, *Des effets physiologigues et thérapeutiques de l'alcool*, thèse de Paris, 1869.

(3) Bouchardat, *Action comparée des boissons alcooliques sur les animaux.*

(4) M. Perrin, *De l'influence des boissons alcooliques à doses modérées sur la nutrition* (*Gazette médicale de Paris*, 1865, p. 62).

tion, rejeter les détritus qui proviennent de l'usure et de la désassimilation de ses éléments.

D'après cela, on conçoit que les résidus des réactions intimes qui se passent dans le globule sanguin doivent traverser les parois de celui-ci plus difficilement de dedans en dehors, quand le sérum renferme un certaine quantité d'alcool, puisque alors le courant osmotique tend à se faire plutôt de dehors en dedans (Graham, Dutrochet).

Ainsi, d'après ce simple phénomène physique, on s'expliquerait comment l'alcool peut enrayer la nutrition et la vitalité des globules sanguins, en déterminant dans leur intérieur un arrêt et un entassement des matériaux devenus impropres à leur fonctionnement, et en enrayant du même coup le pouvoir attractif et électif qu'ils exercent sur les matériaux utiles et réparateurs contenus dans le sérum.

V. *Que devient l'alcool dans le sang?*

§ 1er. — Nous avons suivi l'alcool dans son trajet dans le tube intestinal, où nous avons constaté ses principaux effets sur la digestion. Nous avons ensuite étudié son passage dans les veines mésentériques, par lesquelles il arrive dans la veine porte; nous avons constaté sa présence dans l'appareil circulatoire. Mais que devient-il maintenant? C'est là que commence l'inconnu; nous touchons à une discussion scientifique qui n'est pas encore terminée.

On croyait depuis longtemps que l'alcool, à la façon des aliments respiratoires, était brûlé sous l'influence de l'oxygène contenu dans le liquide sanguin, et arrivait, par une série de transformations successives, à former de l'eau et de l'acide carbonique. « L'alcool, disait Liebig, occupe un rang distingué comme aliment de respiration (1). »

Cette opinion était partagée par Bouchardat et Sandras (2), qui avaient conclu de leurs recherches que l'al-

____

(1) *Nouvelles lettres sur la chimie,* édition française publiée par Gerhardt, 1852, p. 244.

(2) Bouchardat et Sandras, *De la digestion des boissons alcooliques de leur rôle dans la nutrition,* p. 452.

cool peut être « immédiatement converti en eau et en acide carbonique, tout en se transformant quelquefois, d'abord en un produit intermédiaire, l'acide acétique ».

Quelque temps après, Duchek (1) avait publié le résultat de ses expériences faites sur les chiens, et d'après lesquelles il avait admis que l'alcool subissait une série de transformations (aldéhyde, acide acétique, acide oxalique, acide carbonique), et passait ainsi graduellement par divers degrés d'oxydation.

§ 2. — Aussi, cette oxydation de l'alcool dans nos tissus était-elle admise par tous les physiologistes, parmi lesquels nous nous contenterons de citer Wœhler, Tiedemann et Gmelin, Longet, Béclard, quand apparut l'important mémoire de L. Lallemand, M. Perrin et Duroy, couronné par l'Académie des sciences en 1861, et destiné à battre en brèche les théories de Liebig, de Bouchardat et de Duchek, et à leur substituer une théorie nouvelle fondée sur de nombreuses expériences. Ces habiles observateurs ont consigné leurs résultats dans les conclusions suivantes :

« On constate la présence de l'alcool en nature :

« A) Dans les principaux liquides et solides de l'économie, principalement dans le sang, dans le cerveau et dans le foie, d'où on l'extrait, par la distillation, dans les proportions suivantes :

<pre>
Sang. 1,00
Foie. 1,48
Cerveau. 1,34
</pre>

« B) Dans les produits de l'expiration pulmonaire, dans les sueurs et dans les urines.

« 2° Les liquides et les solides des animaux alcoolisés ne renferment ni aldéhyde, ni acide acétique, ni acide oxalique, par conséquent aucun des produits intermédiaires à l'oxydation de l'alcool, comme l'avait admis Duchek.

« L'alcool passe inaltéré à travers l'organisme et est éli-

---

(1) *Prag., Vierteljahrschrift für die praktische Heilkunde,* 1853. — *Über das Verhalten des Alkohols im thierischen Organismus.*

miné en nature par les sécrétions (poumons, peau, reins) » (1).

§ 3. Cette nouvelle théorie fut acceptée avec étonnement, mais avec enthousiasme, par le monde savant, et le rôle de l'alcool sur la nutrition fut complétement rejeté, malgré tous les travaux antérieurs qui avaient été entrepris pour le démontrer.

Cependant les expériences de Lallemand et Perrin n'étaient pas assez rigoureuses pour ne pas rencontrer de contradicteurs ; déjà Racle (2), auquel ils avaient communiqué leurs travaux pour sa thèse de concours d'agrégation publiée avant l'apparition de leur mémoire, avait été frappé des conclusions si absolues qu'il y avait rencontrées.

Peu de temps après, Gallard (3) avait appelé l'attention sur la faible quantité d'alcool constatée dans les sécrétions, comparativement à la quantité qui avait été absorbée.

En 1863, E. Baudot (4), dans un travail très-intéressant publié dans l'*Union médicale*, contesta la valeur et la légitimité des conclusions que les savants professeurs du Val-de-Grâce avaient tirées de leurs expériences.

Il compare la quantité d'alcool recueillie dans les sécrétions à la quantité d'alcool absorbée, ainsi que l'indique le tableau suivant, où sont consignés les résultats des principales expériences de Lallemand et Perrin :

1re expérience : Alcool ingéré, 120gr.—Alcool recueilli, 0

2e	*id.*	*Id.*	50	*Id.*	2 centim. cub.
3e	*id.*	*Id.*	135	*Id.*	2 grammes.
4e	*id.*	*Id.*	15	*Id.*	traces.
5e	*id.*	*Id.*	»	*Id.*	traces.

Il constate que l'aréomètre est suffisant pour déceler la présence de l'alcool dans l'urine, et même pour en mesurer la quantité, quelque minime qu'elle soit : sur vingt-deux expériences qu'il institue sur plusieurs sujets auxquels il

---

(1) *Loc. cit.*, p. 230 et 231.
(2) Racle, *Étude sur l'alcoolisme.*
(3) Gallard, *Union médicale*, nouv. série, t. 10, p. 170.
(4) E. Baudot, *Union médicale*, 1863, 4e trimestre, p. 273, 357, 374 et 390.

fait ingérer une certaine quantité de vin, et en employant
l'aréomètre pour déterminer la richesse de l'urine en alcool, deux fois seulement il trouve ce liquide en quantité
appréciable, 0 gr. 75 d'une part et 10 grammes de l'autre ;
le premier de ces chiffres correspondait à l'ingestion de
4 litres de vin, le second à l'ingestion de 305 centimètres
cubes d'alcool.

Dans les vingt autres expériences, l'alcoomètre ne décèle
même pas la présence de ce liquide ; on en constate des
traces seulement dans quelques produits avec la liqueur
d'essai (solution de bichromate de potasse dans l'acide sul-
furifique $\frac{0,10}{30}$) employée par Lallemand et Perrin.

Mais Baudot va plus loin, trop loin selon nous, en con-
cluant de ses expériences que l'alcool est un aliment, sans
pouvoir déterminer quelles sont les altérations qu'il subit
dans l'organisme.

La réponse de M. Perrin ne se fit pas attendre. Dans son
long plaidoyer, l'habile physiologiste, négligeant l'objec-
tion capitale faite par son contradicteur, à savoir la faible
quantité d'alcool éliminée par la voie rénale et par les autres
sécrétions, soutient que l'alcool ne peut être un aliment,
parce qu'il ne possède pas les propriétés qu'on assigne
ordinairement aux substances alimentaires, et rattache tous
les effets des spiritueux dans l'économie à leur action sur le
système nerveux (1).

Aujourd'hui la question est à peu près jugée, grâce aux
recherches récentes qui ont été entreprises en Allemagne.
Strauch (2) confirma les expériences de Lallemand, Perrin
et Duroy, en démontrant de nouveau la présence de l'alcool
en nature dans les divers organes (cerveau, poumons, foie,
rate, rein) et dans le sang.

En 1866, parut le mémoire de Schulinus (3) qui, ayant

---

(1) M. Perrin, *Réponse à M. Em. Baudot* (*Union médicale*, 1863
4° trimestre, p. 582).

(2) Strauch, *De demonstratione spiritus vini in corpus ingesti.* Dorpat, 1862.

(3) H. Schulinus, *Ueber die wirkung des alcohols* (*Archiv. der Heil-
unde*, 2, 1866).

institué des expériences plus rigoureuses que celles de ses prédécesseurs, reconnut que, parmi les divers tissus de l'organisme qui renferment de l'alcool, c'est toujours le sang qui en contient le plus, et démontra que, loin de représenter toute la masse ingérée, l'alcool éliminé en nature par les sécrétions n'en constituait qu'une fraction excessivement faible.

Il faut donc en conclure que la majeure partie de ce liquide est détruite dans l'économie.

§ 4. — Maintenant, quelle altération subit-elle? Nous n'en savons rien. Cependant, des recherches récentes, que nous trouvons mentionnées dans l'excellente thèse de Godfrin (1), ont été entreprises à ce sujet par Sulzynski et Maryan (2).

« Mêlant de l'alcool au sang fraîchement sorti des vaisseaux, ces expérimentateurs en retrouvent beaucoup moins par la distillation, que dans le cas où le sang a été mélangé après un séjour d'une certaine durée hors de la veine; moins encore dans le cas où il était saturé d'acide carbonique. Ils concluent de ce fait, ajouté à d'autres résultats connus, que l'alcool subit partiellement une véritable destruction dans le sang, destruction en rapport avec la quantité d'oxygène libre dans les vaisseaux. » Ajoutons que, tandis que la présence de l'alcool libre dans le sang peut seule nous expliquer les troubles du système nerveux qui constituent l'alcoolisme aigu, elle ne suffit pas pour rendre compte des effets des spiritueux sur les actes intimes de la nutrition, et des altérations des éléments organiques, qui se manifestent dans l'alcoolisme chronique.

Il est donc probable que la portion d'alcool qui se transforme et se détruit dans le sang, joue un certain rôle dans la production de ces phénomènes. Nous aurons soin d'insister sur ce point important quand nous nous occuperons

---

(1) Godfrin, *De l'alcool, son action physiologique, ses applications thérapeutiques*. Paris, 1869.

(2) *Ueber die wirkung des alcohols, chloroform und œther auf den thierischen Organismus*. Dorpat, 1866, et Canstatt, 1867.

de l'action de ce liquide sur la chaleur animale et sur la désassimilation.

VI. *Présence de l'alcool dans les centres nerveux.*

On avait reconnu (Franck (1), Ogston (2), A. Tardieu (3), etc.) que le cerveau répandait quelquefois une odeur alcoolique chez les individus morts à l'état d'ivresse ; mais la présence de l'alcool dans les centres nerveux n'a été démontrée expérimentalement que par L. Lallemand, Perrin et Duroy, qui ont retiré, par la distillation de la matière nerveuse, une certaine quantité d'alcool chez six chiens, dont chacun avait reçu, dans l'estomac, euviron 16 grammes d'eau-de-vie (4).

D'après ces observateurs, l'alcool s'accumule dans les centres nerveux en vertu d'une affinité spéciale ; il y séjourne plus longtemps que dans tous les autres organes, et s'en élimine avec lenteur.

On a bien essayé de fouiller plus profondément dans l'intimité de l'encéphale pour déterminer exactement dans quel élément séjourne l'alcool que la distillation retire de la matière cérébrale. On s'est demandé si l'alcool agit sur la cellule nerveuse, directement parce qu'il l'imprègne et la pénètre, ou indirectement par sa présence dans son stimulant physiologique habituel, dans le liquide sanguin.

Nous ne pourrions, à ce sujet, émettre qu'une interprétation bien hasardée ; aussi nous ne pousserons pas plus loin cette analyse physiologique.

Contentons-nous des résultats de l'expérimentation, sans nous laisser aller dans le champ des conceptions théoriques et des hypothèses. Le fait bien constaté de la présence de l'alcool libre dans la substance nerveuse peut suffire, du

---

(1) J. Franck, *Praxeos medicœ universœ prœcepta*, t. 4, cap. 24, *De ebrietate.*

(2) Ogston, *On the more advanced stages of intoxication* (*The Edinb. med. and surg. Journal*, octobre 1842.

(3) Amb. Tardieu, *Observations médico-légales sur l'état d'ivresse* (*Ann. d'hygiène et de médecine légale*, 1848, t. 40, p. 390 et suiv.)

(4) *Loco citato*, p. 82 et suiv.

reste, pour expliquer les troubles suscités par ce liquide dans l'appareil cérébro-spinal et dans ses dépendances.

Il est vrai que, d'après les recherches récentes mentionnées plus haut (1), l'alcool produirait dans les centres nerveux une décomposition du protagone, et cet effet pourrait rendre compte des troubles et de l'abolition des fonctions nerveuses ; mais nous croyons prudent de ne pas nous prononcer nettement sur ces résultats, qui ne sont pas suffisamment prouvés pour avoir une grande importance scientifique.

VII. *Action de l'alcool sur le système nerveux.*

§ 1er. — L'action de l'alcool sur le système nerveux a été étudiée chez les animaux et chez l'homme.

A) Chez les animaux, les chiens, les chats, les lapins, Orfila (2) a constaté que l'alcool produit les mêmes effets que l'ivresse chez l'homme.

Ses expériences ont été reprises par L. Lallemand, Perrin et Duroy. Voici, d'après ces observateurs, les troubles qui surviennent chez les chiens après l'ingestion d'alcool :

« Sous l'influence de 40 à 50 grammes d'eau-de-vie, ils deviennent silencieux, présentent une démarche incertaine et vacillante, puis tombent dans une sorte d'engourdissement.

La paralysie commence par les membres postérieurs et envahit successivement le reste du système musculaire. L'anesthésie est toujours consécutive, et atteint, en dernier lieu, les conjonctives. Elle devient complète, ainsi que la résolution musculaire ; alors, l'animal semble dormir d'un sommeil calme et silencieux.

On observe de la dilatation des pupilles ; mais, à chaque nouvelle dose d'alcool ingéré, cette dilatation est remplacée par une contraction momentanée de l'iris.

Comme conséquences de ces troubles du système nerveux, apparaissent des modifications importantes dans le fonctionnement des divers appareils.

---

(1) Voyez, p. 19.
(2) Orfila, *Traité de toxicologie*, 4e édition, t. 2.

D'abord se manifeste une accélération du pouls qui peut présenter un maximum de 216 pulsations (expérience 1) et qui devient large et bondissant ; puis les pulsations se ralentissent, descendent jusqu'à 42 par minute (expérience 3), deviennent de plus en plus petites et irrégulières, et peuvent n'être plus perceptibles (1). »

La respiration suit la même marche que la circulation : d'abord augmentée de fréquence (maximum, 60 par minute : exp. 1), ample, facile, elle devient irrégulière, saccadée, quelquefois stertoreuse, et peut tomber à 5 inspirations par minute. Elle s'arrête toujours avant que le cœur ait cessé ses battements.

« Dans ces expériences, la dose mortelle de l'alcool avait été de 130 à 300 grammes. Quand on s'est servi d'une dose moins forte, les chiens ont pu revenir à la santé ; le premier symptôme qui annonçait le rétablissement de l'animal était la sensibilité de la conjonctive, suivie de petits mouvements automatiques ; au bout de 30 à 40 minutes, les sens se réveillaient, et ce n'était que le lendemain que renaissaient l'intelligence et la faculté de se mouvoir (2). »

En étudiant cette série de symptômes, on voit qu'ils se rapportent à trois périodes :

1° *Période d'excitation.* Incertitude dans les mouvements ; accélération du pouls et de la respiration ; contraction des pupilles.

2° *Période de perversion.* Résolution musculaire, qui commence aux extrémités postérieures ; irrégularité du pouls et de la respiration ; dilatation des pupilles remplacée de temps à autre par leur contraction.

3° *Période de collapsus.* Paralysie complète et extinction de la sensibilité ; affaiblissement de la circulation et de la respiration ; dilatation permanente des pupilles ; arrêt de la respiration ; cessation des battements du cœur. Mort.

B) Chez l'homme, le tableau symptomatique que nous offre l'ivresse ne diffère du précédent que par quelques faits

---

(1) *Loco citato*, p. 38.
(2) *Loco citato*, p. 41.

particuliers. Nous n'avons pas le dessein de décrire l'ivresse alcoolique; cet état, que chacun a été à même d'observer et d'analyser, a été tracé de main de maître par des hygiénistes et des physiologistes, tels que J. Franck (1), Michel Lévy (2), A. Tardieu (3); nous ne voyons pas à quoi servirait d'en donner une nouvelle description.

Nous nous contenterons donc d'un exposé sommaire des principaux troubles que produit l'ivresse, pour les comparer aux phénomènes de l'intoxication alcoolique que nous venons d'étudier chez les animaux; notre but principal sera de faire ressortir la similitude et l'analogie de ces deux groupes de symptômes.

On admet généralement trois périodes ou trois degrés dans l'ivresse. Gubler (4) les désigne ainsi : 1° *ébriété légère;* 2° *ivresse confirmée;* 3° *ivresse comateuse* ou *apoplectique.*

« L'influence de l'alcool sur le système nerveux, et particulièrement sur l'encéphale, dit Michel Lévy, se manifeste par une série progressive mais constante de symptômes qui, à leur intensité près, se reproduisent chez tous les individus; elle constitue une véritable intoxication, et l'état morbide qui la produit déroule trois phases : *surexcitation, perturbation, destruction* des fonctions de l'axe cérébro-spinal. »

Ainsi, trois groupes de symptômes dans l'ivresse, comme le montre le résumé suivant, où nous avons groupé les plus importants :

1ᵉʳ *degré.* Excitation de l'intelligence, abondance et vivacité des idées, animation de la parole, loquacité, agitation, brusquerie dans les gestes et dans les mouvements.

Augmentation de la chaleur organique (?), accélération

---

(1) J. Franck, *De ebrietate et ebriositate deque ejus effectu delirio tremente.* Lipsiæ, 1832.

(2) Michel Lévy, *Traité d'hygiène publique et privée,* 4ᵉ édit., t. 2.

(3) A. Tardieu, *Observations médico-légales sur l'état d'ivresse* (*Annales d'hygiène publique et de médecine légale,* 1848, t. 40, p. 390).

(4) *Loco citato,* p. 63.

du pouls et de la respiration. Injection et turgescence de la peau et du visage ; quelquefois transpiration.

2° *degré*. Obscurcissement de l'intelligence ; incohérence dans les paroles et dans les idées ; irrégularité et indécision dans les mouvements. Perversion de la sensibilité ; sensations imaginaires ; tintements d'oreilles, bourdonnements. Troubles dans la vision. Sentiment de compression sur les tempes.

Incoordination dans les mouvements ; indécision et irrégularité dans les contractions musculaires ; démarche incertaine et tremblante. Manque d'équilibre.

Rougeur du visage, gonflement des jugulaires ; contraction des pupilles.

Plénitude du pouls ; irrégularité et embarras dans la respiration et dans la circulation.

3° *degré*. Suspension complète de l'intelligence, de la sensibilité et de la motilité. Torpeur des sens, écoulement involontaire des urines et des matières fécales.

Face pâle, abattue ; yeux ternes et vitreux. Dilatation permanente des pupilles.

Pouls petit, misérable ; respiration stertoreuse. Inertie complète.

A la suite de cet état, survient un sommeil profond, quelquefois interrompu par des rêves et accompagné d'une transpiration abondante. Ce sommeil, qui dure habituellement plusieurs heures, peut se prolonger jusqu'à seize, vingt-quatre, quarante-huit heures (A. Fournier) (1).

Notons encore, comme phénomènes consécutifs, le malaise, la lourdeur de tête, l'accablement, qui ne font presque jamais défaut, et auxquels s'ajoutent quelquefois de l'embarras gastrique, des vomituritions, des nausées, de la diarrhée bilieuse.

Enfin, la mort peut survenir (4 fois sur 40 cas, d'après Devergie) (2) ; elle est surtout à craindre dans le troisième degré.

---

(1) Fournier, *Dictionnaire de médecine et de chirurgie pratiques*, art. *Alcoolisme*, t. 1ᵉʳ, p. 627.
(2) Devergie, *Médecine légale*, t. 2.

§ 2. — On voit, d'après le résumé précédent, combien le tableau symptomatique de l'ivresse chez l'homme se rapproche de l'ensemble des troubles que détermine chez les animaux l'ingestion d'alcool; ils ne se confondent pas pourtant, car, ici comme dans toute étude de l'action comparée d'une même substance chez l'homme et chez les animaux, il faut faire la part de la différence des deux organismes impressionnés, il est vrai, de la même façon par l'agent qui leur a été appliqué, mais répondant à l'impression produite chacun à sa manière, suivant ses facultés, ses fonctions, ses organes, en un mot suivant les caractères propres à son animalité.

En effet, chez l'homme, ce qui frappe le plus dans les troubles alcooliques, c'est le dérangement des facultés intellectuelles; le délire est le désordre qui ouvre la scène et qui constitue le phénomène initial suivi par tous les autres.

Chez l'animal, au contraire, c'est l'appareil locomoteur qui est frappé le premier ; l'irrégularité dans les mouvements et l'incertitude dans la marche constituent le premier signe de l'intoxication alcoolique. A part ces quelques différences, l'alcool agit de la même façon sur l'homme et sur les animaux. Nous allons voir en quoi consiste cette action.

VIII. *L'alcool agit sur les centres nerveux à la façon des anesthésiques.*

§ 1. — L'abolition de la sensibilité, sous l'influence de l'alcool, était un fait connu bien longtemps avant la découverte des principaux anesthésiques, et la torpeur ébrieuse a même été utilisée dans quelques cas pour pratiquer certaines opérations chirurgicales.

Bouisson (1) a cité, d'après Deneux, l'observation d'une femme ivre qui, apportée à l'Hôtel-Dieu d'Amiens dans un état d'insensibilité profonde, accoucha facilement et sans la moindre douleur.

Blandin (2) pratiqua une amputation de cuisse sur un ivrogne qui resta complétement insensible pendant l'opé-

---

(1) *Traité théorique et pratique de la méthode anesthésique*, p. 469.
(2) *Bulletin de l'Académie de médecine.* Paris, 1847, t. 12.

ration; et du temps de Percy, il y eut même une famille de rebouteurs qui employait l'alcool à haute dose pour provoquer la résolution musculaire utile à la réduction des luxations difficiles.

Nous-même, nous avons été témoin d'un fait analogue à celui de Blandin chez un homme ramassé sur la voie publique et blessé grièvement à la partie inférieure de la jambe droite par la roue d'une charrette. Le tibia et le péroné ayant été fracturés en plusieurs endroits, on dut recourir à l'amputation au tiers supérieur de la jambe. Pendant tout le temps que dura l'opération, le blessé ne fit entendre aucune plainte, et se livra, au contraire, à des plaisanteries hors de propos et à un bavardage presque continuel; si bien, qu'on put croire un moment avoir affaire à un homme d'une énergie peu ordinaire contre la douleur. Mais, au bout de quelques heures, les vapeurs alcooliques s'étant sans doute dissipées, l'opéré commença à accuser des souffrances vives, poussa des plaintes et des gémissements, et montra une excitabilité nerveuse excessive qui persista jusqu'à sa complète guérison.

L'anesthésie alcoolique est donc bien prouvée; reste à déterminer les rapports plus ou moins intimes qu'elle présente avec l'anesthésie produite par le chloroforme et par l'éther.

§ 2. — Si l'on observe avec attention les troubles qui constituent l'ivresse et ceux de l'anesthésie chloroformique, on est frappé de l'analogie qui existe entre ces deux ordres de phénomènes : aussi a-t-on été conduit à se demander si les mêmes effets ne se rattachaient pas aux mêmes causes, et si l'anesthésie par le chloroforme et l'éther n'était pas un simple état d'ivresse, *chloroformrausch*, comme disent les auteurs allemands.

Nous croyons utile de mettre en relief les points communs que présente le tableau symptomatique de l'ivresse, de la chloroformisation et de l'éthérisme, en comparant les trois observations suivantes faites sur des chiens par L. Lallemand et Perrin :

ALCOOL.	CHLOROFORME.	ÉTHER.
EXPÉRIENCE 5 (p. 55).	EXPÉRIENCE 1 (p. 282).	EXPÉRIENCE 3 (p. 369).

<table>
<tr>
<td>

Chien tué par l'ingestion dans l'estomac de 170 grammes d'alcool à 21 degrés.

h. '
12 0. On introduit dans l'estomac, au moyen d'une sonde œsophagienne, 170 gr. d'alcool, étendus de 30 grammes d'eau.
12 5. Titubation, chute, affaissement du train postérieur, puis immobilité.
12 10. Anesthésie de la peau, excepté à la face; paupières abaissées; sommeil stertoreux.
12 25. Insensibilité complète partout; résolution musculaire; respiration, 40; circulation, 135.
12 30. On donne 40 grammes d'alcool et 40 gr. d'eau.
12 40. La respiration s'exécute surtout à l'aide du diaphragme : 30 inspirations.
 1 0. On donne 60 grammes d'alcool.
 1 25. La respiration cesse. Les pulsations de l'artère crurale et les battements du cœur continuent.
 1 27. On ne perçoit plus que des frémissements à la région précordiale; plus de pulsations artérielles.
 1 30. L'animal est mort.

</td>
<td>

Chien tué en dix minutes par l'inhalation de 4 grammes de chloroforme à doses fractionnées.

h. '
2 0. On approche du museau le vase qui contient l'éponge arrosée de 2 grammes de chloroforme.
   Agitation, cris, exonérations fécales et urinaires.
   Gémissements.
2 1. Résolution des membres postérieurs.
   Insensibilité à la périphérie.
2 4. Résolution des membres antérieurs.
   Insensibilité complète à la périphérie.
   Pupilles dilatées.
   Respiration, 78; circulation, 174.
2 6. On ajoute 2 grammes de chloroforme.
2 7. Respiration diaphragmatique.
   Conjonctives insensibles.
2 9. La respiration s'arrête; les battements du cœur continuent.
2 10. Les battements du cœur ne sont plus appréciables.
   L'animal est mort.

</td>
<td>

Chien tué en trente-cinq minutes par les inhalations d'éther (40 grammes).

h. '
2 23. Agitation, cris, émission d'urine.
2 27. Peau insensible.
2 28. Résolution des membres postérieurs.
2 29. Résolution des membres antérieurs.
   Respiration, 65; circulation, 168.
2 37. Insensibilité et résolution musculaires absolues; dilatation des pupilles.
2 45. Respiration diaphragmatique.
2 52. Respiration très-faible, 20; circulation, 80.
2 57. La respiration s'arrête. La circulation continue.
2 58. On cesse de percevoir les battements du cœur.
   L'animal meurt.

</td>
</tr>
</table>

Ainsi, chez les animaux, comme chez l'homme, l'alcool et les anesthésiques produisent des effets d'une analogie et d'une similitude frappantes. Pourtant, quelques physiologistes ont admis que l'ivresse et l'éthérisme étaient deux états de nature différente. Ainsi, Bouisson dit : « La différence entre l'ivresse et l'éthérisme n'est seulement pas de degré, elle est de nature ; et quelque légitime que paraisse le rapprochement établi entre ces deux états, il laissera toujours entre eux une différence mesurée par l'intervalle qui sépare un symptôme de sa cause. L'ivresse est un symptôme commun de la pénétration de l'alcool et des anesthésiques dans l'économie animale ; mais l'action intime n'est pas identique : l'alcoolisation n'est pas l'éthérisme (1). »

Nous objecterons à Bouisson que, bien que le chloroforme et l'éther soient des agents dont la composition chimique diffère, cependant ils produisent une anesthésie de même nature. « Ce qui produit l'ivresse dans les alcools, dit Guillemin (2), ce sont les éthers, ou du moins les radicaux d'éther qu'ils renferment : le chloroforme lui-même n'est qu'un éther. Si les principes de ces corps sont analogues, pourquoi nier l'analogie de leur action? Cette action varie, du reste, avec la nature du radical que renferme soit l'éther, soit l'alcool, soit tout autre agent anesthésique. Emploie-t-on l'éther sulfurique pur, l'ivresse sera gaie, le sommeil profond ; les divers principes contenus dans les eaux-de-vie, le vin, la bière, donneront une ivresse spéciale à chacune de ces substances : il n'est personne qui n'ait établi ces différences. »

§ 3.—Enfin, on sait que L. Lallemand et M. Perrin ont tiré de leurs expériences sur l'action comparée de l'alcool et des anesthésiques les conclusions suivantes :

« 1° L'alcool et les anesthésiques exercent sur le système nerveux cérébro-spinal une action spéciale, tout à fait caractéristique ;

« 2° Ils produisent, en premier lieu, une excitation plus

____

(1) Bouisson, *loco citato.*
(2) Guillemin, *De l'action des anesthésiques sur l'organisme humain,* thèse de Strasbourg, 1868.

ou moins marquée, suivant leur nature. La durée de la période d'excitation paraît être en rapport avec la solubilité et la volatilité de chacun d'eux ;

Par leur action progressive, ils suspendent ensuite et finissent par abolir la sensibilité et la motricité du système nerveux ;

« 3° Ils s'accumulent dans les centres nerveux, en vertu d'une affinité d'élection spéciale (1). »

Ces conclusions n'ont plus besoin d'être justifiées ; depuis la publication du remarquable travail de Lallemand, Perrin et Duroy, elles ont, pour ainsi dire, été consacrées par les physiologistes les plus éminents, par le premier de tous, Cl. Bernard, qui, dans des leçons remarquables faites il y a deux ans au Collége de France, les a développées, et, par une série d'expériences nouvelles, en a démontré la justesse et la vérité (2).

Il est parfaitement prouvé aujourd'hui que *alcoolisme* et *éthérisme* sont deux états dont les conditions pathogéniques sont identiques et dont l'expression symptomatique est analogue ; à part quelques légères différences que nous comprenons facilement, l'influence de l'alcool et de l'éther sur les centres nerveux se traduit par la même série de phénomènes qui aboutissent toujours au même résultat : l'*anesthésie*.

Faire la physiologie pathologique de l'ivresse, c'est faire celle de l'anesthésie.

IX. *Physiologie pathologique de l'ivresse.*

§ 1ᵉʳ. — La méthode suivie par Flourens (3) et Longet (4) pour expliquer l'anesthésie consiste à étudier, chez un animal quelconque, les différents symptômes qui se manifestent sous l'influence de la substance anesthésique, et à les comparer à ce qui se passe chez un autre animal de la même

---

(1) *Loco citato*, p. 422.
(2) Cl. Bernard. *Revue des cours scientifiques* : De l'anesthésie, 1869.
(3) Flourens, *Recherches expérimentales sur les propriétés et les fonctions du système nerveux dans les animaux vertébrés*, 2ᵉ édit., p. 402.
(4) Longet, *Expériences relatives aux effets de l'inhalation de l'éther sulfurique sur le système nerveux* (*Archiv. gén. de médecine*, mars 1847).

espèce après l'ablation de tel ou tel segment des centres nerveux.

Le premier de ces physiologistes a conclu, de la similitude des symptômes observés chez les animaux alcoolisés et chez ceux auxquels on enlève le cervelet, que l'alcool agit plus particulièrement sur ce dernier organe. Cependant il avait remarqué lui-même que la concordance n'avait pas été parfaite, car l'ablation du cervelet n'était jamais suivie de la perte des sens et des facultés intellectuelles, fait qui s'observe, comme on le sait, dans la dernière période de l'intoxication alcoolique aiguë.

On comprend, du reste, que cette étude comparée des effets déterminés par un anesthésique et par l'ablation de tel ou tel segment de substance nerveuse, ne pouvait se faire avec fruit qu'à une condition, c'était que le rôle physiologique de chacun de ces segments fût nettement déterminé.

Cette étude, entreprise par les savants que nous avons cités plus haut, se continue encore aujourd'hui dans le laboratoire de l'illustre physiologiste, qui lui consacre son génie et ses infatigables recherches. Nous savons, en effet, que Cl. Bernard a trouvé, dans certains agents chimiques et toxiques, un précieux moyen d'analyse physiologique, grâce auquel nous pouvons aujourd'hui déterminer, dans les centres nerveux, le siége d'un certain nombre de facultés, et espérer, plus tard, pouvoir ainsi les localiser toutes.

§ 2. — Flourens et Longet, considérant dans le système nerveux : 1° le *cerveau*, comme organe de l'intelligence et de la volonté ; 2° le *cervelet*, comme préposé à l'équilibre et aux mouvements de locomotion ; 3° la *protubérance annulaire*, comme nécessaire à la sensibilité générale et tactile ; 4° la *moelle allongée*, comme présidant à la circulation et à la respiration, admettent un envahissement progressif de tous ces organes par les substances anesthésiques. Cet envahissement se ferait toujours dans l'ordre suivant : 1° le cerveau et le cervelet ; 2° la protubérance annulaire ; 3° la moelle épinière ; 4° la moelle allongée.

Lallemand et Perrin (1) ont, dans leurs recherches expé-

---

(1) *Du rôle de l'alcool et des anesthésiques,* etc.

rimentales, confirmé en tous points, avec le chloroforme et l'alcool, les faits constatés par Flourens et Longet avec l'éther.

Nous ne ferons que mentionner une opinion qui a été émise par certains physiologistes, entre autres par Orfila (1), Brodie (2), etc., opinion d'après laquelle l'alcool agirait sur les centres nerveux par l'excitation des extrémités des nerfs de la muqueuse stomacale, avec laquelle il est en contact. L'ivresse aurait donc son point de départ dans l'estomac, et constituerait un simple phénomène réflexe.

On comprend que cette opinion ne peut plus se soutenir, vu qu'il a été constaté que l'ivresse se produit tout aussi bien à la suite de l'injection d'alcool dans le torrent circulatoire, qu'à la suite de l'absorption de ce liquide dans le tube digestif.

Le premier mode d'introduction de l'alcool dans l'organisme doit avoir même plus d'influence que le second sur la production de l'ivresse, si l'on tient compte de ce fait, démontré par les recherches de L. Lallemand, Perrin et Duroy, à savoir :

Que l'alcool imprègne surtout le cerveau, quand il est introduit par une veine ; qu'il imprègne principalement le foie, quand il est absorbé par l'estomac.

D'après les auteurs cités plus haut, cette action est directe et purement dynamique, et consiste dans « une impression moléculaire de contact, par l'intermédiaire du sang, comparable à celle que l'on admet pour expliquer l'action de presque tous les principes médicamenteux et toxiques (3). »

Telle est également l'opinion de Cl. Bernard :

« L'ivresse, dit-il, tient à la présence de l'alcool dans le sang et à son action directe sur les éléments nerveux » ; mais il faut tenir compte, cependant, ajoute le célèbre physiologiste, « de l'état de la circulation cérébrale, dont les

---

(1) Orfila, *Traité de toxicologie*, 4e édition, t. 3.

(2) *Journal de médecine* de Leroux, Corvisart et Boyer, 1813.

(3) Lallemand et Perrin, *Traité d'anesthésie chirurgicale*. Paris, 1863, p. 213.

modifications sont des accidents qui accompagnent l'ivresse, sans constituer son essence (1). »

§ 3. — Quelles sont donc ces modifications?

L'autopsie des individus morts à l'état d'ivresse avait fait reconnaître que l'action de l'alcool sur le cerveau s'accompagnait d'une congestion notable de cet organe ; Tardieu avait même signalé dans ces cas, comme lésion commune, l'apoplexie méningée, fait du reste constaté auparavant par Morgagni.

Ces faits concordaient avec les observations de Flourens, qui, chez les oiseaux empoisonnés par l'alcool, avait trouvé une effusion sanguine à la base du cervelet.

Quant à Lallemand, Perrin et Duroy, ils signalent comme lésions constantes dans les autopsies qu'ils ont faites : la réplétion sanguine des sinus de la dure-mère, la congestion de la pie-mère, l'état normal de la substance cérébrale.

C'est à Cl. Bernard que revient l'honneur d'avoir déterminé l'influence des anesthésiques sur la circulation cérébrale.

Ayant pratiqué avec une érigne, dans la boîte crânienne d'un lapin, un trou circulaire ayant à peu près les dimensions d'une pièce de 50 centimes, et ayant mis le cerveau de l'animal à nu, il constata une hypérémie cérébrale manifeste au début de l'administration d'un anesthésique (chloroforme et éther) ; à ce moment, « le cerveau, dit-il, se gonfle et fait hernie par le trou du trépan ».

Quand la résolution et l'insensibilité eurent lieu, survint une anémie considérable de la substance nerveuse (2).

Nous avons répété l'expérience de Cl. Bernard, en employant l'alcool comme agent anesthésique. Ayant appliqué une couronne de trépan sur le crâne d'un lapin, nous avons pu étudier sur l'animal vivant l'état de la circulation cérébrale ; sous l'influence de 150 grammes d'eau-de-vie ingérés dans l'estomac à doses fractionnées, nous avons vu survenir une hypérémie manifeste des hémisphères cérébraux, après chaque dose d'alcool ingérée ; au bout de quelque temps

---

(1) Cl. Bernard, *Revue des cours scientifiques,* année 1869, p. 334.
(2) *Revue des cours scientifiques,* année 1869, p. 333.

survint de l'anémie. Ce dernier état persista jusqu'à la mort de l'animal.

Nous pouvons conclure de ces faits que la circulation des centres nerveux subit, sous l'action de l'alcool, deux influences distinctes et successives : 1° l'*hypérémie*, qui correspond à la période d'excitation ; 2° l'*anémie*, qui correspond à la période d'insensibilité et de résolution.

Maintenant, quelle part d'influence faut-il attribuer à ces modifications de la circulation cérébrale dans la production des phénomènes de l'ivresse ? Suffisent-elles pour expliquer seules les désordres du système nerveux ? Nous ne le pensons pas ; elles n'interviennent que dans une certaine mesure qu'il s'agit de déterminer.

« L'hypérémie, correspondant à l'agitation qui marque le commencement de l'administration d'un agent anesthésique, dit Cl. Bernard (1), n'est pas un état spécial, puisqu'on peut le reproduire autrement, en faisant tout simplement crier l'animal sur lequel on opère. »

Quant à l'anémie consécutive, elle est la conséquence du repos absolu du système nerveux, et ne résulte, pas plus que l'hyperesthésie, d'une action directe et spéciale de l'agent anesthésique employé sur les nerfs vaso-moteurs.

Plus loin, l'illustre physiologiste ajoute (2) :

« Ramener tout simplement l'anesthésie à une anémie du cerveau, ce serait la même chose que de considérer l'ivresse uniquement comme une conséquence des modifications de la vascularisation générale qu'on abserve pendant sa durée. L'ivresse tient à la présence de l'alcool dans le sang et à son action directe sur les éléments nerveux. »

§ 4. — Outre les phénomènes vasculaires que nous venons d'étudier, il y a donc une action directe exercée par l'alcool en nature sur la substance nerveuse. Mais en quoi consiste cette action ?

Nous avons vu plus haut que, dans l'état actuel de la science , il est impossible de la déterminer. Cependant diverses explications ont été émises à ce sujet.

____

(1) *Loco citato*, p. 333.
(2) *Loco citato*, p. 335.

Quelques physiologistes ont invoqué une altération organique des éléments nerveux eux-mêmes, sous l'influence de l'agent anesthésique. Nous avons mentionné le rôle que, dans ces derniers temps, on a fait jouer à la décomposition du *protagone* ; ajoutons que Pappenheim et Godd ont admis, après la chloroformisation et l'éthérisation, l'existence dans les fibres nerveuses centrales d'une lésion analogue à celle qui résulte du contact direct du chloroforme ou de l'éther avec les nerfs, lésion qu'ils ont constatée dans leurs expériences.

D'autres ont rattaché l'anesthésie à une simple lésion mécanique (Black (1), Pirogoff (2), Coze). D'après ce dernier (3), cette anesthésie serait le résultat « de la compression du cerveau par des vapeurs ayant une tension élevée, semblable à celle qui est due à une cause traumatique enfonçant une pièce du crâne. En pratiquant une ouverture au crâne d'un lapin et le soumettant aux inhalations anesthésiques, on constate alors que les battements du cerveau ont cessé de devenir appréciables, et bientôt la hernie cérébrale s'est formée. On peut successivement faire rentrer ou sortir une portion de cet organe, en suspendant ou en reprenant l'inhalation des vapeurs. »

Plus récemment, Lacassagne (4) a donné l'explication suivante :

« Les physiologistes croient, et avec raison, que tous les actes de la vie, même les plus élevés, s'exécutent par des mouvements. Les fibres cérébrales doivent avoir plusieurs manières d'être. Elles entrent parfois en vibration sous l'influence de certains excitants, que ceux-ci soient la pensée, la volonté, ou bien certains corps chimiques agissant sur elles. La pensée, a dit Moleschott, est un mouvement de la matière. Nous croyons que les anesthésiques, et parmi eux

---

(1) Black, *London medical Gazette*, 1848.

(2) Pirogoff, *Recherches pratiques et physiologiques sur l'éthérisation*. Saint-Pétersbourg, 1847.

(3) Lettre de M. Coze adressée à Orfila (*Gazette médicale*, 1848, t. 16).

(4) Lacassagne, *Effets psychologiques du chloroforme*, thèse de Strasbourg, 1867, p. 22.

surtout le chloroforme, ont, à un moment donné, le pouvoir
d'arrêter sur place, de *catalepsier* ces fibres, et d'arrêter
ainsi un mouvement commencé. »

D'après le même auteur, outre cette action, les anesthésiques en auraient une autre, ce serait de s'interposer, chacun à sa manière, entre les molécules nerveuses, de les
écarter et de les dissocier plus ou moins longtemps.

Toutes ces explications sont loin d'être satisfaisantes.
Lallemand et Perrin (1) font remarquer avec raison : d'un
côté, combien on est peu fondé à admettre, pour expliquer
des troubles aussi passagers et aussi fugaces que ceux de
l'ivresse, des altérations organiques, dont la plus légère
s'accompagnerait de désordres durables dans le fonctionnement des éléments atteints ; d'un autre côté, combien il est
inadmissible que l'alcool, le chloroforme et les anesthésiques circulent à l'état de vapeurs libres dans le système
vasculaire, où le sang est à une pression de une atmosphère.

Quant à la théorie de Lacassagne, tout ingénieuse qu'elle
soit, elle ne repose que sur une hypothèse hasardée.

Sans refuser à ces faits l'importance et l'intérêt qu'ils
méritent, nous attendons de nouvelles recherches et d'autres
travaux pour les préciser et en tirer des conséquences.

Pour le moment, nous nous bornons aux conclusions suivantes :

L'alcool agit sur le système nerveux :

1° Par des modifications particulières qu'il apporte à la
circulation cérébrale ;

2° Par une action directe sur les éléments eux-mêmes,
action encore inconnue dans sa nature et indéterminée dans
ses caractères, mais qu'il est permis de rattacher sans doute
à une lésion organique, soit passagère (alcoolisme aigu),
soit persistante (alcoolisme chronique).

X. *Effets successifs de l'alcool sur les différentes parties du système nerveux.*

§ 1ᵉʳ. — Dans un chapitre précédent, nous avons esquissé
l'ordre suivant lequel l'alcool envahit successivement les dif-

____

(1) Lallemand et Perrin, mém. cité.

férentes parties des centres nerveux; nous avons tracé à grands traits sa marche progressive à travers l'axe cérébro-spinal, et nous avons vu qu'exerçant ses premiers effets sur le cerveau, il portait successivement le trouble dans les fonctions du cervelet, de la moelle épinière, puis de la moelle allongée.

Il nous reste maintenant à démontrer que les effets constatés chez l'homme pendant l'ivresse et chez les animaux soumis à l'action de l'alcool, s'expliquent parfaitement par le mode de fonctionnement habituel du système nerveux.

§ 2. — Nous avons vu que les phénomènes initiaux de l'intoxication alcoolique chez l'homme et chez les animaux sont : les troubles de l'intelligence et l'incertitude des mouvements. Ces résultats indiquent que le cerveau et le cervelet sont en premier lieu atteints par l'alcool; car nous n'avons pas besoin de nous appesantir sur le rôle que tous les physiologistes font jouer au cerveau, comme centre des facultés intellectuelles, et sur la faculté plus discutée, sans doute, mais admise par Flourens, Magendie, Bouillaud, Andral et Longet, dévolue au cervelet, comme centre d'équilibre et de coordination des mouvements.

En nous reportant encore au tableau de l'alcoolisme aigu, nous voyons qu'à la première période en succède une seconde, dans laquelle, aux troubles de l'intelligence et de la coordination des mouvements, s'ajoutent des désordres de la sensibilité et de la motricité : ces derniers sont assez caractéristiques pour indiquer que la moelle épinière est à son tour impressionnée.

Il y a donc propagation de l'influence alcoolique de l'encéphale à la moelle; mais comment expliquer cette propagation? Peut-on admettre que la vapeur d'alcool voyage à travers les divers étages de l'axe cérébro-spinal, et porte ainsi son action de l'un à l'autre? Ce serait bien étrange et bien merveilleux assurément, comme l'a démontré Bouisson (1), pour les anesthésiques en général : aussi nous

---

(1) Bouisson, *Mémoire sur l'éthérisation considérée dans certains cas de médecine légale*. Paris, 1847.

n'insisterons pas sur cette action plus que problématique.

Dirons-nous que l'impression est générale et simultanée, mais que les déterminations qu'elle sollicite sont successives et progressives, comme l'admet Perrin, pour le chloroforme et l'éther (1)?

Une expérience récente de Cl. Bernard (2) va nous donner à ce sujet des aperçus intéressants :

« Une grenouille est liée par le milieu du corps, à la hauteur du sacrum. La ligature interrompt complétement la circulation du train antérieur au train postérieur. Les deux parties de l'animal ne communiquent plus entre elles que par les nerfs lombaires, qui transmettent dans les membres postérieurs l'influence de la moelle épinière et du cerveau.

« Dans ces conditions, quand on anesthésie l'animal dans le train antérieur, les nerfs sensitifs, qui se distribuent aux membres postérieurs, sont atteints par l'agent anesthésique, par influence; c'est-à-dire que le chloroforme n'a été mis en contact qu'avec leur origine dans la moelle épinière, et cependant ils ont été anesthésiés dans toute leur étendue périphérique.

« Changeons maintenant le lieu de cette ligature; plaçons-le un peu plus haut, immédiatement sous la naissance des membres antérieurs, à la hauteur de la bifurcation de l'aorte. Aux autres points de vue, l'expérience reste disposée de la même manière; la ligature embrasse toutes les parties molles du corps, sauf la moelle épinière, qui continue à faire communiquer ensemble les deux parties du corps que la ligature a divisées, tandis que les communications par le système circulatoire ont été interceptées.

« Introduisons alors du chloroforme dans la partie antérieure, qui se trouve maintenant réduite à la tête et à la région supérieure de la poitrine. Le chloroforme ne touchera que la partie antérieure de la moelle, et n'atteindra pas la partie postérieure située au-dessous de la ligature.

---

(1) *Traité d'anesthésie chirurgicale*, p. 210.
(2) *Loco citato*, p. 334.

« Cependant l'anesthésie se produit encore, non-seulement dans la tête et les pattes de devant, qui reçoivent du chloroforme, mais aussi dans le tronc et les pattes de derrière, qui sont innervés par des nerfs sensitifs, partant de la région de la moelle épinière où le chloroforme n'a pu arriver. Ces nerfs sensitifs n'ont donc pas subi le contact de la substance anesthésique, même à leur extrémité dans la moelle épinière; les centres nerveux seuls ont été touchés, et les nerfs sensitifs de la région postérieure du corps, restés complétement à l'abri de l'action directe du chloroforme, n'ont pu être atteints que par l'influence des centres nerveux, qui leur a transmis l'anesthésie.

« Cette expérience semble donc conduire à cette conclusion, que le cerveau anesthésie par influence la moelle épinière et, par suite, les nerfs sensitifs, qui en émergent. »

Nous ne ferons que mentionner les conclusions que Marcet (1) a tirées de ses expériences faites sur certains animaux (chiens et grenouilles) :

1° L'alcool agit sur les centres nerveux principalement, mais non exclusivement, par l'intermédiaire de la circulation.

2° Il exerce une action légère, non douteuse, sur les centres nerveux, par l'intermédiaire des nerfs, indépendamment de la circulation.

3° L'influence transmise par les nerfs peut être de deux sortes :

A) Elle peut donner naissance à un *choc* (suspension temporaire du mouvement et de la sensibilité, avec conservation de la respiration);

B) Elle peut n'avoir d'autre effet que d'abréger la vie.

Pour ce physiologiste, l'alcool agirait d'abord sur le cerveau (cessation des mouvements volontaires); sur la moelle allongée et la moelle épinière (arrêt de la respiration); enfin, sur le grand sympathique (arrêt des battements du cœur).

Il n'y a que deux explications qui nous paraissent satis-

---

(1) Marcet, *On chronic alcoholic intoxication,* etc. London, 1853.

faisantes pour rendre compte de cette manifestation de troubles successifs que l'alcool détermine d'abord dans le cerveau, puis dans la moelle épinière :

1° Celle de L. Lallemand et Perrin, qui consiste à envisager l'action de l'alcool comme générale et instantanée sur les éléments du système nerveux, et à attribuer les effets successifs ainsi produits à ce que la moelle épinière a, par rapport au cerveau, une excitabilité moins prompte et moins énergique, sous l'influence des agents médicamenteux ou toxiques introduits dans le sang ;

2° Celle de Cl. Bernard, qui admet une action par influence, analogue à celle du fluide électrique, exercée par le cerveau sur la moelle épinière.

Il faut attendre de nouvelles recherches pour se prononcer sur la valeur relative de ces deux explications; pour le moment, l'une et l'autre méritent d'être prises en considération.

§ 3. — Il s'agit maintenant de déterminer dans quelle direction se propage l'influence de l'alcool dans la moelle épinière.

D'après Lallemand et Perrin, cette propagation a lieu de bas en haut, et remonte de la queue de cheval vers le bulbe. Ils ont observé, en effet, que, chez les animaux alcoolisés, les troubles de la sensibilité et de la motilité commencent toujours par les membres postérieurs et ne s'étendent que consécutivement aux membres antérieurs.

Ce fait a été démontré récemment par Cl. Bernard pour les anesthésiques.

Mais il y a dans la moelle deux appareils distincts : l'*appareil sensitif* et l'*appareil moteur;* quel est le premier atteint par l'alcool? Lallemand et Perrin, se fondant sur la succession des phénomènes constatés chez les lapins qu'ils soumettaient à l'influence de l'alcool, avaient reconnu que les différentes propriétés de la moelle étaient toujours atteintes dans l'ordre suivant : 1° *sensibilité;* 2° *motricité;* 3° *pouvoir excito-moteur*.

Ces physiologistes en conclurent que les faisceaux postérieurs et les racines qui en émergent étaient alcoolisés avant les faisceaux antérieurs. Déjà Flourens et Longet étaient arrivés aux mêmes conclusions, après avoir expérimenté avec l'éther.

Cl. Bernard (1), étudiant le mode d'action des anesthésiques sur le système nerveux, avait observé que l'insensibilité, avant d'être complète, atteignait successivement : les racines antérieures ou la sensibilité récurrente ; la peau, la racine postérieure ; le faisceau postérieur de la moelle.

De nouvelles expériences faites en 1869 par le célèbre professeur du Collége de France l'ont conduit à admettre que l'agent anesthésique atteint en premier lieu l'extrémité centrale du nerf sensitif, bien que l'anesthésie se manifeste toujours par son extrémité périphérique ; résultats qui, comme on le voit, sont conformes aux observations de Lallemand et de Perrin sur les animaux alcoolisés. Nous rapporterons les conclusions de ces derniers observateurs :

« Consécutivement à l'atteinte du système sensitif, le système moteur est impressionné, et la motricité est abolie ; puis, en dernier lieu, la moelle perd ses propriétés excitomotrices.

« Les nerfs sont affectés en même temps que la partie du centre nerveux dont ils émergent ; tous restent excitables sous l'influence de l'électricité. » (Voyez l'expérience, p. 35, dans le mémoire cité : *Du rôle de l'alcool et des anesthésiques dans l'organisme.*)

§ 4. — Ce n'est qu'en dernier lieu que l'alcool agit sur le bulbe, dont l'intégrité, comme on le sait, est nécessaire à l'entretien et au mécanisme des grandes fonctions organiques de la respiration et de la circulation.

Là encore il se comporte à la façon des anesthésiques, qui n'agissent sur la moelle allongée qu'après que la moelle épinière a perdu tout principe de sensibilité et de mouvement, comme l'ont démontré les belles expériences de Flourens.

---

(1) Cl. Bernard, *Leçons sur les effets des substances toxiques et médicamenteuses.* Paris, 1857.

Nous sommes encore à nous demander pourquoi les effets de ces agents, transportés par la circulation dans toutes les directions, se révèlent en dernier lieu dans la moelle allongée, et nous trouvons les mêmes explications que nous avons invoquées pour la moelle épinière; à moins que nous n'admettions, avec Parchappe (1), que le bulbe a une plus grande force de résistance que tous les autres organes nerveux contre toutes les causes de destruction, et qu'il possède un degré de vitalité plus considérable que le cerveau et que la moelle.

XI. — *Action sur la circulation.*

§ 1. — C'est par l'intermédiaire du bulbe que la *respiration* et la *circulation* subissent l'influence alcoolique.

D'après les expériences de L. Lallemand, Perrin et Duroy, la circulation, d'abord excitée par l'alcool, est bientôt ralentie, quand on force et qu'on augmente la dose de ce liquide. Tandis que, dès le début, les battements du cœur augmentent de fréquence (jusqu'à 216 pulsations par minute chez le chien), au bout de quelque temps, ils deviennent irréguliers et se ralentissent considérablement.

Quand la dose d'alcool administrée est suffisante pour déterminer la mort, on remarque que la circulation ne se suspend qu'après toutes les autres fonctions (Orfila). Le cœur est toujours l'*ultimum moriens* (Lallemand, Perrin et Duroy).

Il résulte des observations de Poiseuille et des expériences de Hering que l'introduction de l'alcool dans le sang détermine un ralentissement notable du torrent circulatoire (2).

Ayant introduit du prussiate jaune de potasse dans la veine jugulaire d'un cheval, Hering reconnut que tandis qu'il faut à cette substance de 25 à 30 secondes pour parcourir tout le trajet circulatoire, elle n'apparaît qu'au bout

---

(1) Parchappe, *De l'action toxique de l'éther sulfurique,* dans les *Annales médico-psychologiques,* t. 11.

(2) Voyez : Cl. Bernard, *Leçons sur les effets des substances toxiques et médicamenteuses.* Paris, 1857.

de 40 à 45 secondes dans l'extrémité supérieure de la veine, quand on a injecté auparavant dans le sang une certaine quantité d'alcool.

Ajoutons que A. Samson (1), étudiant les effets des anesthésiques sur une patte de grenouille, placée sous le microscope, a constaté que l'alcool, comme le chloroforme et l'éther, produit toujours d'abord un accroissement de l'afflux sanguin, puis, au bout de peu de temps, le ralentissement du cours du sang dans la patte de l'animal.

§ 2. — Nous avons voulu étudier l'action de l'alcool à petites doses sur la circulation, au moyen de l'appareil si ingénieux de Marey.

Nous avons expérimenté sur un certain nombre d'hommes bien portants, sur chacun desquels nous avons appliqué le sphygmographe. Après avoir pris le tracé du pouls normal, nous faisions avaler au sujet une certaine quantité d'eau-de-vie, et, quelques minutes après, *sans déranger l'appareil*, nous prenions un second, un troisième, un quatrième tracé.

Comparant alors les divers tracés obtenus, nous avons pu étudier les modifications que l'alcool, ingéré dans l'estomac, détermine dans les caractères du pouls, comme le montrent les tableaux suivants :

N° 1. — Homme de 23 ans, bien portant et à jeun.

Pouls normal, 68.

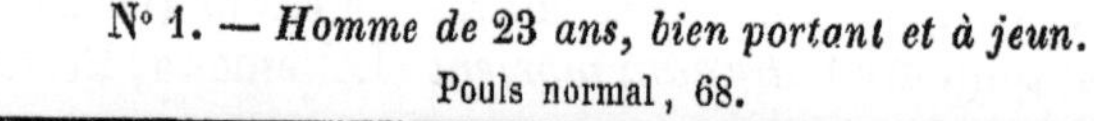

Pouls, 5^m après l'ingestion de 30 gr d'eau-de-vie, 68.

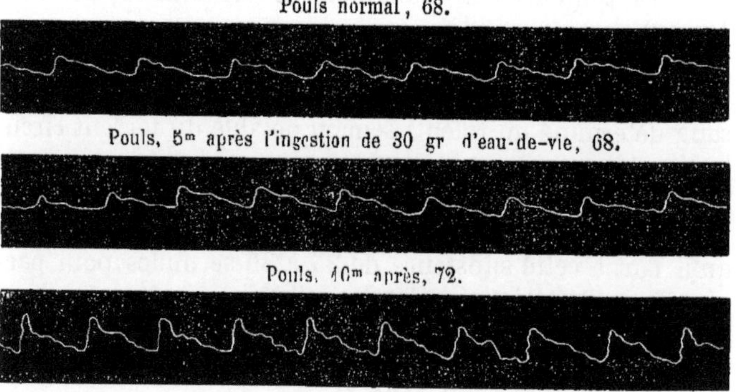

Pouls, 10^m après, 72.

---

(1) A. Samson, *On the action of anœsthesics and on the administration of chloroform.* (*Med. Times and Gaz.* 1864.)

N° 2. — *Homme de 23 ans bien portant et à jeun.*

Pouls normal, 60.

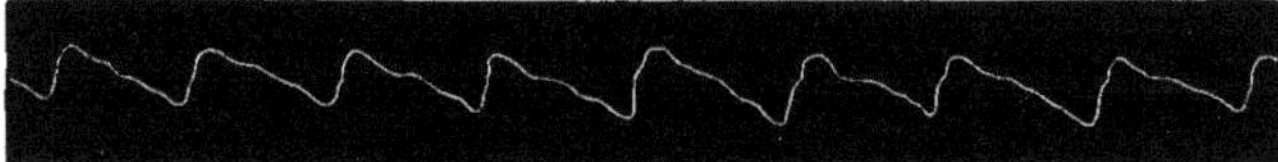

Pouls, 5ᵐ après l'ingestion de 30 gr. d'eau-de-vie, 64.

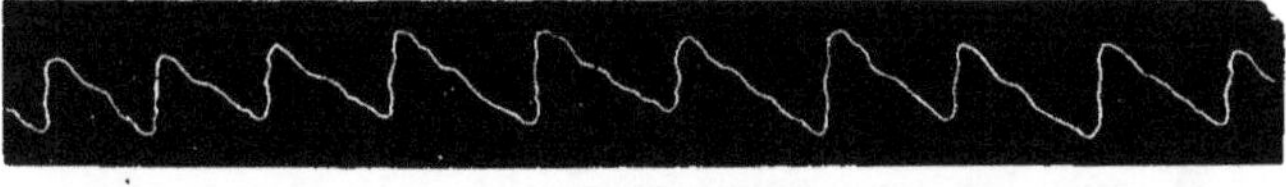

10ᵐ après, 64.

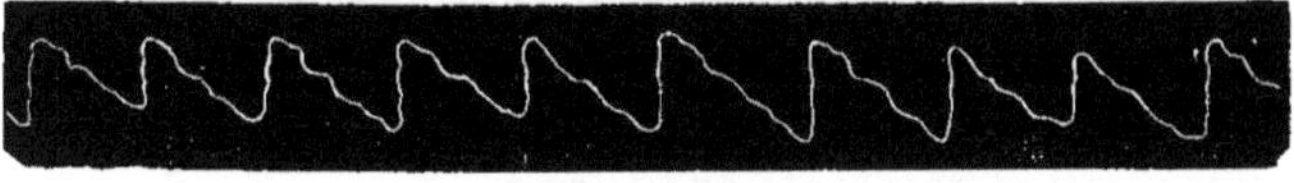

15ᵐ après, 68.

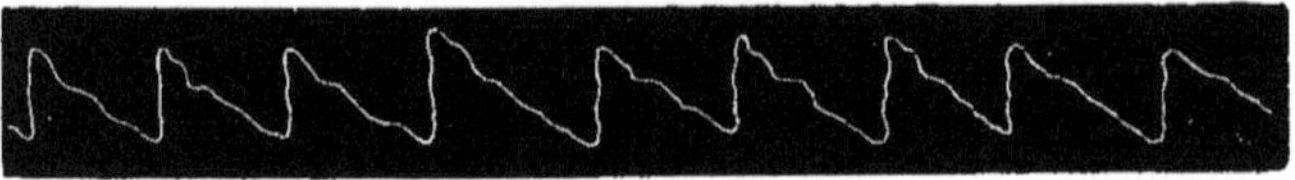

N° 3. — *Homme de 20 ans.*

Pouls normal, 68.

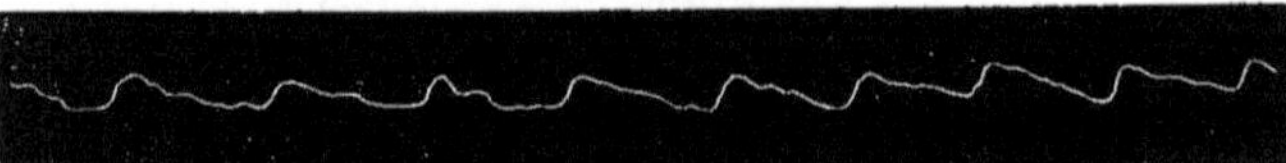

Pouls, 5ᵐ après l'ingestion de 50 gr. d'eau-de-vie, 72.

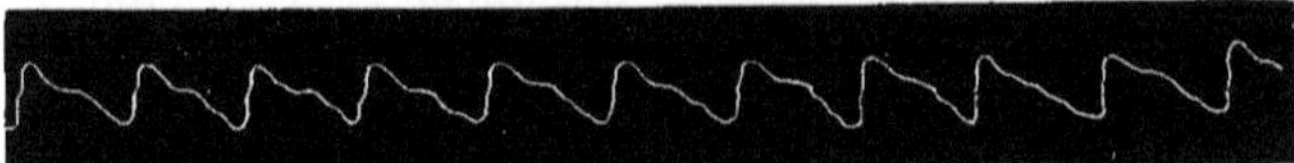

Pouls, 10ᵐ après, 68.

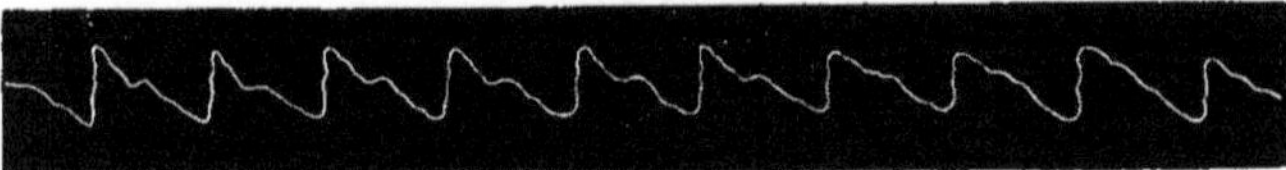

N° 4. — *Homme de 27 ans.*

Pouls normal, 68.

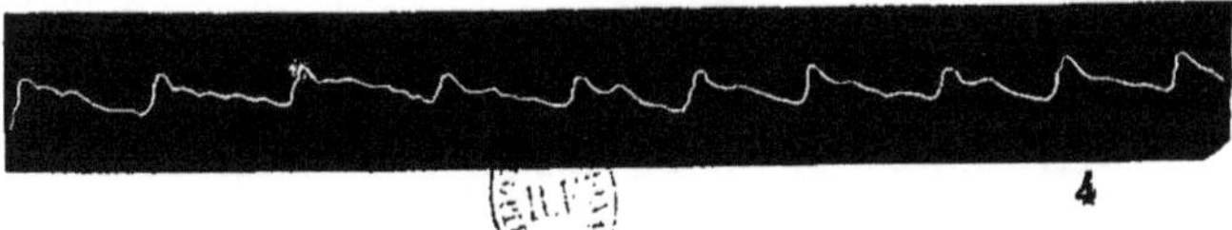

Pouls, 5ᵐ après l'ingestion de 30 gr. d'eau-de-vie, 68.

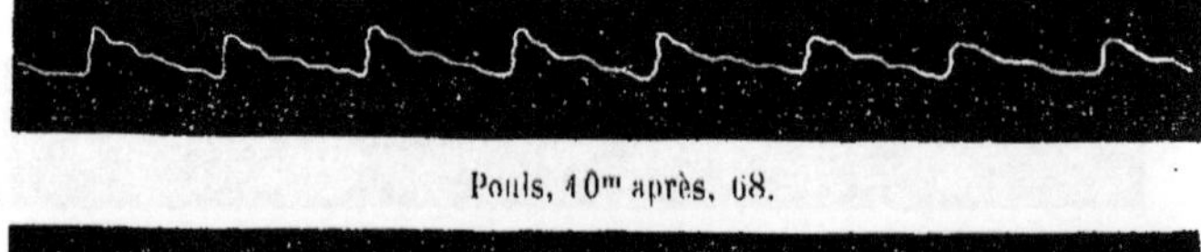

Pouls, 10ᵐ après, 68.

D'après les travaux remarquables de Marey, nous connaissons aujourd'hui le rôle considérable que joue la tension artérielle dans les caractères du pouls. Nous allons, suivant les préceptes donnés par cet auteur, interpréter la signification des tracés précédents.

Si nous examinons tout d'abord dans chaque groupe les divers tracés se rapportant à un seul sujet, nous trouvons dans quelques-uns des caractères particuliers et dignes d'intérêt :

Les tracés n° 1 et n° 2 ont été pris sur des hommes très-impressionnables, d'un tempérament nerveux très-accentué, qui n'avaient pas l'habitude de l'eau-de-vie, et qui étaient très-facilement excités, disaient-ils, sous l'influence des spiritueux et du café.

L'ingestion de 30 grammes d'eau-de-vie a fait monter le nombre des pulsations par minute de 68 à 72 pour le premier, et de 60 à 68 pour le second.

Dans les tracés du n° 3, on voit le pouls, après être monté à 72, descendre à 68, sous l'influence d'une assez forte dose d'eau-de-vie (50 grammes).

Quant au n° 4, la fréquence du pouls n'éprouve aucune modification.

Si nous jetons maintenant un coup d'œil général sur l'ensemble des tracés sphygmographiques, nous voyons que l'alcool à faible dose (20, 30 ou 50 grammes d'eau-de-vie ordinaire) offre, quelques minutes après son ingestion, une action manifeste sur les caractères du pouls.

Cette action consiste dans :

1° La diminution de la tension artérielle, qui se révèle

dans chaque pulsation par une ligne ascendante presque verticale, par une ligne descendante plus oblique et plus allongée, souvent en zigzag et formant une ligne brisée plus ou moins irrégulière, enfin par le sommet de la courbe qui devient plus aigu.

2° La fréquence, puis le ralentissement des battements du cœur, phénomènes qui dépendent de la dose d'alcool ingérée.

Depuis que ces expériences ont été faites, un médecin allemand, Zimmerberg (1), a, comme nous, recherché l'influence de l'alcool sur la pression du sang. Il a employé, à cet effet, un kymographion mis en communication avec la carotide et a reconnu un abaissement assez considérable de la pression sanguine (15 à 19 p. 100), consécutivement à l'injection d'alcool dans la jugulaire et à l'ingestion de ce liquide dans l'estomac.

Les résultats de ces expériences faites sur des chats, des chiens et sur l'homme furent à peu près identiques.

L'auteur observa en outre une diminution des contractions du cœur.

Nous avons été heureux de voir les résultats intéressants de ces expériences venir confirmer nos propres observations.

On peut maintenant dégager de ces faits cette conclusion importante et inattendue, que *l'alcool, loin d'être un excitant du cœur, modère et affaiblit les contractions de cet organe*. Ce n'est qu'au début de l'administration de ce liquide, et sous l'influence de doses très-faibles, que se manifestent une énergie plus grande et une fréquence plus considérable des battements du cœur.

Maintenant, à quoi faut-il attribuer cette influence? L'alcool agit-il directement sur le muscle cardiaque ou bien modifie-t-il ses contractions par l'intermédiaire du système nerveux, soit par les ganglions du cœur, soit par le bulbe et les pneumogastriques?

---

(1) H. Zimmerberg, *Recherches sur l'influence de l'alcool sur l'activité cardiaque. Diss. inaug.* Dorpat, 1869. *Analyse* in *Arch. gén. de méd.*, 6° série, t. 18.

Zimmerberg a, croyons-nous, résolu cette importante question. D'après cet auteur, le ralentissement et l'affaiblissement du cœur sous l'influence de l'alcool tiennent principalement à l'excitation des extrémités centrales des nerfs vagues, car leur section ramène la pression sanguine à l'état normal. Il faut tenir compte en même temps d'une certaine influence due à l'action directe de l'alcool sur la substance cardiaque, car l'injection d'alcool dans les jugulaires, même après la section des pneumogastriques, détermine immédiatement et momentanément l'abaissement de la pression sanguine dans le système circulatoire.

XII. — *Action sur la respiration.*

Sous l'influence de l'alcool, la respiration augmente d'abord de fréquence, tout en restant régulière ; mais au bout de quelque temps, elle s'embarrasse, devient difficile, saccadée, stertoreuse ; les mouvements respiratoires diminuent de fréquence et deviennent très-lents. (Un cheval alcoolisé, observé par Lallemand et Perrin, n'a présenté pendant près d'un quart d'heure que cinq inspirations par minute.)

Les nombreux tracés graphiques que nous avons recueillis nous-même à l'aide du sphygmographe de Marey, appliqué sur le sternum d'un lapin soumis à l'action de l'alcool, confirment pleinement les résultats obtenus par ces derniers observateurs.

XIII. *Élimination de l'alcool en nature par les sécrétions.*

Nous avons suivi l'alcool dans son trajet à travers l'appareil circulatoire, et nous avons étudié longuement les effets qu'il détermine sur les centres nerveux ; il nous reste à examiner son passage dans les principales sécrétions, où L. Lallemand, Perrin et Duroy ont déterminé sa présence (1).

§ 1. *Poumons.* On avait été frappé, depuis longtemps, par l'odeur alcoolique qu'exhale l'haleine des buveurs. Magendie, Tiedemann, Royer-Collard avaient admis l'éli-

---

(1) *Du rôle de l'alcool*, etc., p. 31.

Action de l'alcool sur la respiration. (lapin).
Respiration normale (sphygographe appliqué sur le sternum)

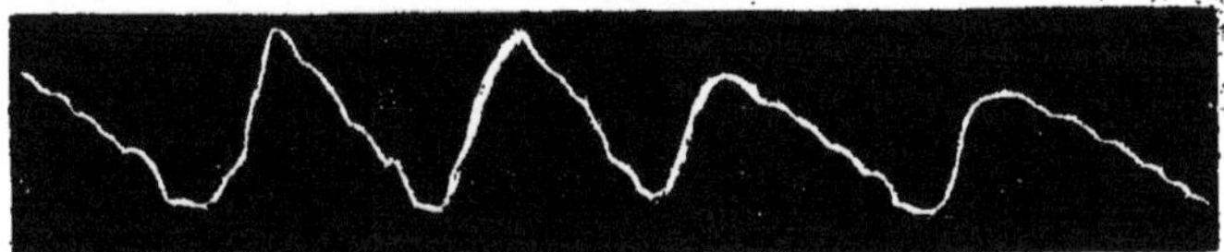

1re Ingestion de 10 gr d'alcool à 55° 5m après.

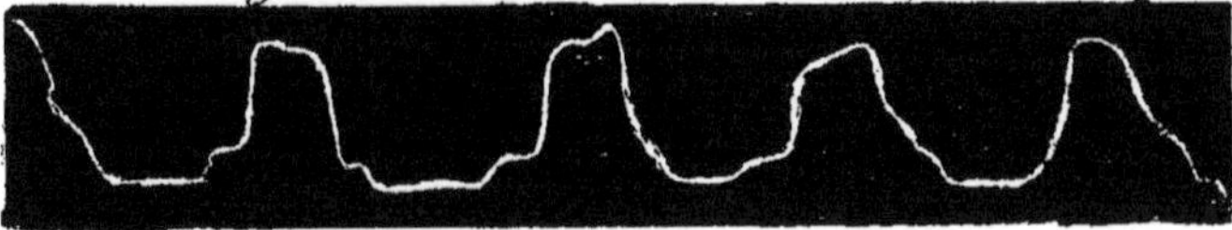

2e Ingestion de 20 gr d'alcool 5 m. après.

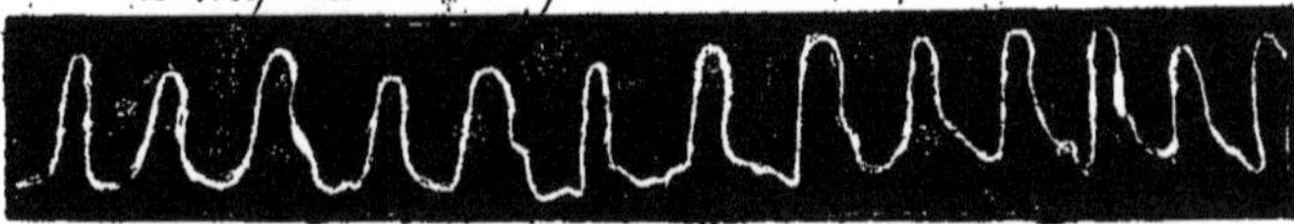

3e Ingestion de 15 gr d'alcool 10 m après.

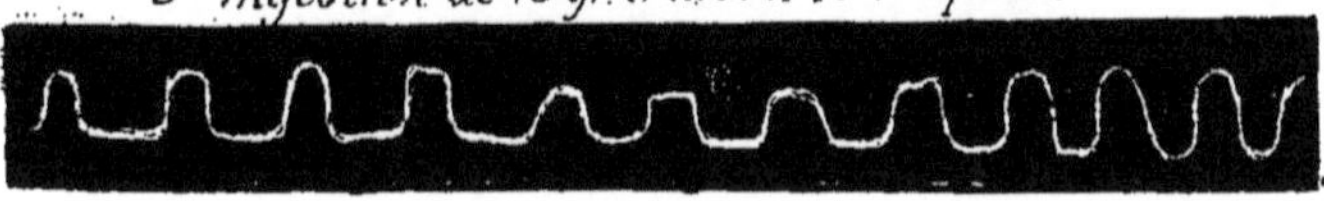

4e Ingestion de 10 gr. d'alcool 5 m. après.

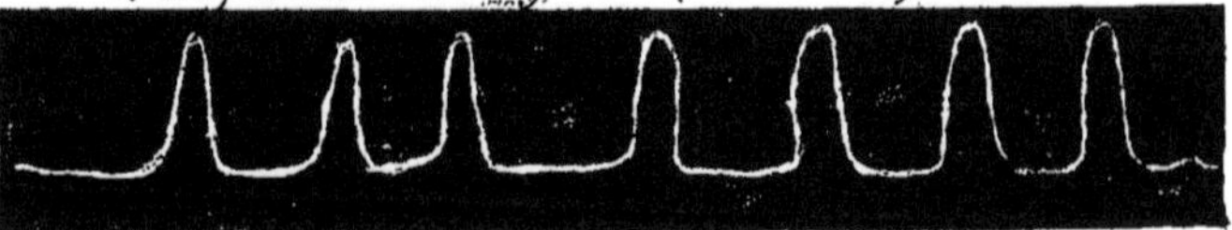

30m après et 10m avant la mort de l'animal

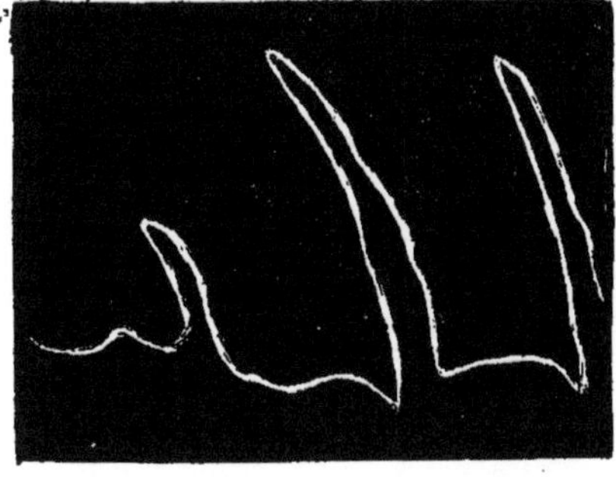

15m avant.

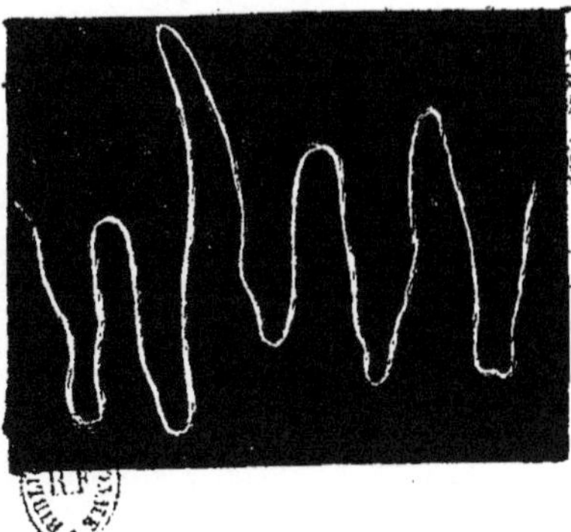

mination de l'alcool en nature par les poumons, quand Bouchardat et Sandras (1), voulant vérifier ce fait, imaginèrent l'expérience suivante :

Un homme ayant pris, en un quart d'heure, 200 grammes d'alcool additionnés de 400 grammes d'eau, les gaz et les vapeurs provenant de la respiration furent recueillis dans un appareil de Wolff, entouré d'un mélange réfrigérant.

L'opération, continuée pendant deux heures, ne fournit qu'une quantité insignifiante de liquide alcoolique.

La même expérience faite sur un autre homme donna absolument les mêmes résultats.

C'est grâce aux expériences de L. Lallemand, Perrin et Duroy que l'élimination de l'alcool par les poumons a été bien démontrée :

Quatre hommes ayant pris 100 grammes d'eau-de-vie à doses successives, les produits de leur expiration fournirent environ 4 grammes d'un liquide présentant faiblement l'odeur alcoolique et verdissant la solution sulfurique de bichromate de potasse.

L'ingestion d'une quantité beaucoup plus faible de boisson spiritueuse (20 à 30 grammes d'eau-de-vie) fut même suffisante pour déceler la présence de l'alcool dans les produits de l'expiration.

Il est vrai, comme le fait remarquer Maurice Perrin, qu'une partie de l'alcool éliminée par le poumon échappe toujours à la distillation et par suite au dosage. Quoi qu'il en soit, la proportion de ce liquide ainsi obtenue est toujours minime, comparativement à la quantité absorbée.

L'élimination par les poumons se continue pendant environ huit heures (Maurice Perrin).

§ 2. *Reins.* — Avant L. Lallemand, Perrin et Duroy, les physiologistes qui avaient recherché l'alcool dans les urines étaient arrivés à des résultats négatifs. (Tiedemann, Gmelin, Seiler, Ficinus, Woehler, Royer-Collard, Bouchardat et Sandras.) Il est vrai que Klencke avait seul annoncé le passage de l'alcool dans l'urine, mais c'est aux

---

(1) *Annales de chimie et de physique,* t. 21, mém. cité, p. 454.

expérimentateurs du Val-de-Grâce que nous devons véritablement la démonstration de ce fait important.

30 grammes d'eau-de-vie, absorbés par un homme dans un verre d'eau, leur ont suffi pour déceler la présence de ce liquide dans 60 grammes d'urine émise au bout d'une demi-heure (1).

« Après l'usage d'une quantité modérée de boissons fermentées (6 à 700 centim. cubes de vin, par exemple), les urines rendues quelques heures plus tard renferment assez d'alcool pour fournir à la distillation un produit capable de brûler. » (M. Perrin.)

Et cette élimination se prolonge assez pour qu'il ait été possible au professeur du Val-de-Grâce de constater encore la présence de l'alcool, seize heures après son ingestion, à l'aide d'une liqueur d'épreuve composée de bichromate de potasse dissous dans l'acide sulfurique.

§ 3. *Peau.* — L. Lallemand, Perrin et Duroy ont constaté la présence de la vapeur alcoolique dans les produits de la perspiration cutanée d'une jeune levrette à laquelle ils avaient administré 30 grammes d'alcool à 21 degrés, additionnés du même poids d'eau.

L'alcool s'échappe donc par la peau. Ce serait par cette voie, d'après Maurice Perrin, qu'il en sortirait le plus chez l'homme; il serait difficile d'en donner la preuve directe à cause de l'état physique dans lequel se trouvent les produits de l'expiration cutanée.

XIV. *Action de l'alcool sur la nutrition.*

Le point le plus intéressant et le plus controversé que présente l'étude du rôle physiologique de l'alcool est sans contredit l'influence de cette substance sur la nutrition. L'alcool est-il ou n'est-il pas un aliment? Tel est le problème que nous devons chercher maintenant à résoudre.

Avant l'apparition du mémoire de L. Lallemand, Perrin et Duroy, l'influence des spiritueux dans l'alimentation, et

----

(1) *Du rôle de l'alcool*, etc., p. 116.

notamment dans la production de la chaleur animale, ne faisait de doute pour personne.

Il y avait, en effet, de grandes raisons pour attribuer à l'alcool des propriétés nutritives :

1° Les exemples bien constatés de personnes soumises au seul régime des spiritueux, et vivant pendant longtemps, sans perdre l'embonpoint ou la santé.

Ainsi Swediaur (1) parle d'individus qui ont subsisté pendant une longue période, rien qu'en prenant du vin et des liqueurs alcooliques.

Anstie cite l'exemple d'un homme de 83 ans qui, pendant vingt années consécutives, ne prit chaque jour qu'une bouteille de gin avec un morceau de pain gros comme le doigt.

2° L'obésité si fréquente chez les grands buveurs.

3° La nature même de l'alcool, corps facilement inflammable, par conséquent disposé à subir l'action de l'oxygène et à être brûlé dans l'économie.

4° La consommation considérable des spiritueux dans les pays septentrionaux, où l'homme a besoin de suppléer, par une production exagérée de chaleur naturelle, à ses pertes considérables en calorique, sous l'influence de l'abaissement de la température atmosphérique.

M. Perrin (2) refuse tout pouvoir nutritif à l'alcool et remarque que les propriétés que l'on assigne ordinairement aux substances alimentaires ne se trouvent pas dans ce liquide.

D'après cet auteur, l'alcool « ne peut être un aliment :

1° Parce qu'il existe et séjourne inaltéré dans le sang ;

2° Parce qu'on ne retrouve, ni dans l'organisme, ni dans l'exhalation pulmonaire, ni dans l'état de la calorification, aucune trace de sa transformation ou de sa destruction ;

3° Parce qu'il est éliminé en nature par toutes les voies d'excrétion ;

4° Parce que les phénomènes qu'il suscite, à haute dose

---

(1) *Is alcohol food?* in *the British medical Journal*, 1832.
(2) M. Perrin, *Réponse à M. E. Baudot*, dans *Union médicale*, 1863, p. 587.

ou à dose faible, son accumulation dans la substance nerveuse, et enfin son action toxique et pathogénique bien connue, montrent en lui un modificateur des fonctions nerveuses et protestent contre le rôle alimentaire qu'on lui prête. »

Pour M. Perrin, l'alcool agit principalement comme *dispensateur* des forces nerveuses et comme régulateur et modérateur par excellence du mouvement de nutrition. D'un côté, il produit une stimulation générale, il excite les forces, et empêche la fatigue de se manifester; d'un autre côté, il exerce une influence modératrice sur la désassimilation et sur l'usure des éléments organiques.

Tel est le rôle que la théorie qui considère l'alcool comme inaltérable dans le sang, attribue à cette substance dans la nutrition. Nous ne cherchons pas, pour le moment, à savoir si ce rôle est réel. Mais nous avons vu qu'une grande partie de l'alcool absorbé ne se retrouvait pas dans les sécrétions, quelles que soient les précautions que l'on ait prises pour y constater sa présence. Cet alcool, qui se dérobe dans le sang à nos investigations, doit subir nécessairement quelque altération, comme nous l'avons démontré plus haut. Nous croyons que de la nature de cette altération dépend, en grande partie, le rôle que l'on doit faire jouer à l'alcool comme substance alimentaire.

XV. *L'alcool n'est pas un aliment respiratoire.*

§ 1. On sait que Liebig (1), se fondant sur les effets différents que produisent dans la nutrition, d'un côté les matières *albuminoïdes* ou *azotées*, de l'autre les matières *grasses* et *sucrées*, dont les premières concourent à l'assimilation, et les secondes à la combustion nutritive, a divisé les aliments en deux grandes classes : les aliments *plastiques*, et les aliments *respiratoires*.

Dans cette dernière classe, à côté des graisses, des huiles, de l'amidon, des sucres, etc., il plaça l'alcool, qu'il consi-

---

(1) Liebig, *Chimie organique appliquée à la physiologie et à la pathologie*, trad. de Gerhardt.

dérait comme se brûlant sans transformation intermédiaire, en absorbant de l'oxygène et en produisant de l'acide carbonique et de la vapeur d'eau.

Bouchardat et Sandras (1) acceptèrent complétement ces idées.

La réaction suivante semblait toute naturelle :

$$C^4H^6O^2 + 12\,O = 4\,CO^2 + 6\,HO.$$

Malheureusement, le fait de la diminution de l'acide carbonique dans l'air expiré pendant les premières heures qui suivent l'ingestion des boissons spiritueuses, semblait être contraire à cette théorie.

Aussi, Duchek (2) expliqua d'une autre façon le rôle de l'alcool comme aliment respiratoire : d'après lui, l'oxygène de l'air se fixerait d'abord sur l'hydrogène de l'alcool pour transformer celui-ci en aldéhyde, et comme ce dernier corps est très-combustible, il s'emparerait à son tour avec énergie de l'oxygène. Ce fait expliquerait l'augmentation de vapeur d'eau et la diminution d'acide carbonique dans les produits de l'expiration, après l'ingestion des spiritueux.

Mais nous savons que l'alcool ne se transforme pas en aldéhyde.

Legras (3) donne l'explication suivante : « De ce que l'on n'a retrouvé, dit-il, à côté de l'alcool aucun des produits de sa décomposition, faut-il en conclure qu'il n'est pas brûlé ? Non assurément, car les sels pourraient non-seulement échapper aux recherches (on sait que les acétates sont transformés en carbonates très-peu de temps après leur entrée dans le sang), mais il se pourrait qu'il fût immédiatement converti en eau et en acide carbonique sans passer par des états intermédiaires. »

Enfin, Baudot (4), dans l'étude intéressante où il discute et contrôle les expériences favorables à la non-

(1) Bourchardat et Sandras, *Annales de chimie et de physique*, t. 21, mém. cité.

(2) *Ueber das Verhalten des alcohols im thierischen organismus.*

(3) Legras, *Contributions à l'étude de l'alcool*, thèse de Paris, 1866.

(4) E. Baudot, dans *Union médicale*, 1863 et 1864, mém. cité.

destruction de l'alcool dans l'organisme, se demande pourquoi cet agent, substance ternaire comme les graisses, les fécules, les sucres, etc., si facilement oxydable, ne serait pas détruit et transformé, comme ces divers corps, par le travail intime de la nutrition. « Serait-ce que dans l'organisme vivant, dit-il, on rencontrerait des conditions moins favorables que dans les appareils industriels ? Évidemment non ; la machine animale développe, à tous les instants de la vie, une puissance d'oxydation incomparablement plus forte que celle de nos engins les mieux combinés et les plus délicats. »

Il admet donc que l'alcool est détruit dans l'organisme, qu'il remplit le rôle d'aliment respiratoire que lui avait attribué Liebig, mais il avoue qu'on ignore complétement par quels intermédiaires passe ce liquide avant d'arriver aux composés ultimes, éliminés par les sécrétions.

Telles sont les principales opinions qui ont été émises pour donner à l'alcool le titre d'aliment respiratoire. Voyons s'il le mérite réellement.

Nous savons que le propre de l'aliment respiratoire est de favoriser *la combustion nutritive.* A ce point de vue, il a deux influences principales :

1° Il augmente l'acide carbonique dans les produits de l'expiration ;

2° Il élève la température organique.

Nous allons étudier l'alcool concernant cette double action.

§ 2. *Action sur la quantité d'acide carbonique exhalée par la respiration.* — Prout a démontré le premier que la quantité d'acide carbonique diminue après l'ingestion d'une certaine quantité d'alcool. Berzelius (1) attribua ce résultat à ce que, les inspirations devenant plus fréquentes sous l'influence des spiritueux en général, il doit en résulter, pour chacune d'elles, une diminution d'acide carbonique, bien que la proportion des gaz éliminés dans un temps donné reste la même.

---

(1) Berzelius, *Journal de physiologie expérimentale,* t. 4.

Mais les expériences de Prout ont été confirmées, dans ces derniers temps, par Lehmann, Vierordt, Bocker, Hammond, Lallemand et Perrin. Ce dernier a même constaté, à la suite d'expériences nombreuses et très-concluantes, que l'ingestion d'alcool à des doses faibles et fractionnées, suffit pour déterminer dans l'espace d'une heure des variations de 24 à 51 p. 100 dans la quantité d'acide carbonique exhalé (1).

Il n'y a que E. Smith (2) qui ait trouvé, à la suite de l'administration des alcooliques, une augmentation d'acide carbonique. On comprend qu'en face des résultats si concordants des nombreux expérimentateurs que nous venons de citer, les observations de Smith paraissent si étranges qu'on ne doit leur attribuer aucune confiance ni aucune valeur.

§ 3. *Action sur la chaleur animale.* — Duméril et Demarquay (3), à l'aide de nombreuses recherches faites sur des chiens et des oiseaux, ont démontré que l'alcool, loin d'entretenir ou d'activer la calorification en véritable aliment respiratoire, abaissait la température animale. Il agit, du reste, à ce sujet, comme le chloroforme et l'éther.

S. Ringer et W. Richards (4), Smith (5) en Angleterre, M. Perrin en France, sont arrivés à des résultats analogues. Ce dernier n'a constaté qu'une diminution de 1° dans la chaleur organique, sous l'influence d'un long régime alcoolique.

L'importance de ces résultats nous paraissait telle, que nous avons cru devoir reprendre et vérifier ces expériences.

---

(1) *De l'influence des boissons alcooliques prises à doses modérées sur la nutrition*, in *Comptes rendus de l'Académie des sciences*, 1864.

(2) E. Smith, *On the mode of action of alcohol in the treatment of diseases* (*Lancet*, 1861).

(3) *Recherches expérimentales sur les modifications imprimées à la température animale par l'éther et le chloroforme*, 1848.

(4) S. Ringer et W. Richards, *The influence of alcohol on the temperatur of non febrile and febrile persons*, in *the Lancet*, 1866.

(5) E. Smith, in *the Medico-chirurgical Transactions*, 1856 et 1859; *Dublin medical Press*, 1860; *the Lancet*, 1861.

Nous avons expérimenté sur nous-même, et, pendant plusieurs jours, nous avons obtenu les températures suivantes, indiquées par le thermomètre placé dans l'aisselle droite (1) :

JOURS.	A jeun 7 h. du matin.	Pendant la digestion à 12 h.	A 2 heures soir.	Ingestion d'eau-de-vie par petites doses en 1 h.	A 3 h. 15.	A 3 h. 30.	A 4 heures.	A 5 heures.
1er mai 1869. .	37°	37°6	37°	gr. 100	36°2	36°2	36°2	36°6
2 *idem*.	37°	37°5	37°	50	36°4	36°2	36°8	37°2
3 *idem*.	36°8	37°4	37°	»	37°2	36°8	37°	36°8
4 *idem*.	37°	38°	36°6	150	36°	36°2	36°4	37°
5 *idem*.	37°	37°8	36°5	150	36°2	36°	36°4	36°6

Le thermomètre était appliqué, dans chaque observation, pendant 20 minutes ; au bout de 15 minutes environ après l'ingestion de l'eau-de-vie, l'influence de celle-ci sur notre température se traduisait par une descente de 5 à 8 dixièmes de degré, qui continuait et souvent augmentait pendant plus d'une heure.

Nous aurions été curieux d'étudier les modifications de la température qui surviennent sous l'influence d'une dose plus forte d'alcool, et de déterminer, avec le thermomètre, le refroidissement qui survient dans la dernière période de l'ivresse. Nous avons regretté de n'avoir pas pu faire ces observations intéressantes, pour lesquelles nous attendions

---

(1) Nous avions recueilli ces observations depuis quelques mois, quand nous avons eu entre les mains le savant travail du Dr Godfrin, où nous avons trouvé relatées des expériences analogues à celles que nous avions entreprises, tendant également à démontrer le rôle de l'alcool comme dépresseur de la chaleur organique, et dont les résultats concordent avec les nôtres. Nous avons été heureux de voir nos *idées* partagées et défendues par ce distingué confrère, et la lecture de sa thèse n'a fait qu'augmenter nos convictions sur l'importance et l'utilité que nous attribuons aux spiritueux comme médicaments anticalorifiques et antidéperditeurs.

qu'un ivrogne se livrât par hasard à notre examen, quand nous avons trouvé dans la thèse du Dr Godfrin (1) une observation propre à nous éclairer à ce sujet.

Chez une femme qui s'était livrée à de copieuses libations et qui avait été apportée, la veille, à l'hôpital de la Pitié, présentant le dernier degré de l'intoxication alcoolique aiguë, le thermomètre fut appliqué dans l'aisselle et dans le vagin, pendant la journée, de 11 heures du matin à 4 heures 20 du soir, heure à laquelle la malade reprit connaissance. Il donna les indications suivantes :

Heures.	Vagin.	Aisselle.
11 0′	26°	26°
11 30′	27°9	27°9
12 30′	28°7	28°6
12 45′	30°4	30°
1 15′	30°9	31°1
3 15′	36°4	34°3
4 20′	»	36°3

Le tableau précédent nous montre une élévation graduelle de la température, à mesure que se fait l'élimination de l'alcool absorbé.

Nous trouvons également dans le même travail la relation de deux expériences faites par l'auteur et par le Dr Régnard, et dans lesquelles le thermomètre, appliqué au rectum, descendit, sous l'influence de 150 grammes d'eau-de-vie ingérée par chacun des observateurs, et en une heure, de 1°1 pour le premier, et de 0°5 pour le second.

La diminution de la chaleur organique, sous l'influence de l'alcool, a été constatée dans ces derniers temps par Cuny-Bouvier (2) sur des lapins, des chats, des chiens et sur l'homme.

Après avoir reconnu, au moyen du thermomètre, que sa température propre subissait habituellement une élévation graduelle de 0°1 à 0°2, entre 2 et 5 heures de l'après-midi, cet observateur vit pendant la même période de la journée et après l'ingestion de 25 à 80 centimètres cubes

---

(1) Godfrin, *loc. cit.*, p. 41.
(2) *Arch. f. physiol.*, II, 7, p. 370, 1869.

d'alcool, la colonne thermométrique descendre de 0°2 à 0°6.

Comme on le voit, ces derniers résultats diffèrent peu des nôtres et de ceux de Godfrin et de Régnard.

On peut en conclure que l'alcool, même à faibles doses, produit un abaissement de la chaleur organique, abaissement, il est vrai, peu considérable à l'état physiologique, puisqu'il varie de 0°5 à 1.°. Mais ce fait ne doit pas nous étonner; il en est de l'alcool, comme de tous les agents dépresseurs de la chaleur organique , dont l'action sur la température animale est d'autant plus marquée que celle-ci a atteint une élévation plus considérable ou plus anormale, comme on le constate dans certains états pathologiques, dans les pyrexies, par exemple.

On sait, en effet, que tandis qu'on obtient un refroidissement insignifiant chez les sujets sains, soumis à l'influence des préparations de digitale, ou de sulfate de quinine, à doses thérapeutiques, on voit par contre chez les fébricitants, la température tomber de plusieurs degrés, après l'administration de ces médicaments antipyrétiques.

XVI. *L'alcool est un aliment d'épargne ou antidéperditeur.*

La division des aliments, telle qu'elle a été donnée par Liebig (1), est devenue insuffisante aujourd'hui. Aux deux grandes classes d'aliments plastiques et respiratoires adoptées par l'illustre chimiste, il faut en ajouter une autre, non moins importante et non moins caractérisée, composée des substances qui agissent sur la nutrition, en réglant la désassimilation, c'est-à-dire en la diminuant, en la ralentissant, et en mettant les principes assimilables ou assimilés en état de servir plus longtemps au fonctionnement des organes et à l'entretien de la vie.

Parmi ces agents, qui sont à peine connus en hygiène sous les noms d'*aliments d'épargne*, *antidéperditeurs*, *antidénutritifs* (2), quelques-uns ont pris rang dans la thérapeu-

---

(1) Liebig, *Chimie organique appliquée à la physiologie et à la pathologie*, traduction de Gerhardt, 1842.

(2) Voyez A. Marvaud, *Effets physiologiques et thérapeutiques des aliments d'épargne ou antidéperditeurs.* Paris, 1871.

tique sous la dénomination de *médicaments nervins* (Mantegazza) (1), de médicaments *dynamophores* ou *dynamisants* (Gubler).

Leurs propriétés physiologiques consistent :

1° Dans une excitation générale du système cérébro-spinal, et par suite, des fonctions de la vie de relation.

2° Dans un ralentissement de la désassimilation et dans un abaissement de la chaleur organique.

On peut donc envisager leur influence sur la nutrition à deux points de vue :

A) Comme stimulants du système nerveux ou dynamophores.

B) Comme antidéperditeurs ou antidésassimilateurs.

D'après l'étude assez étendue que nous avons faite concernant l'action de l'alcool sur le système nerveux, on a dû suffisamment s'apercevoir déjà que cette substance remplit la première condition nécessaire pour être considérée comme aliment dynamophore ; reste à rechercher si elle agit sur l'économie comme aliment antidéperditeur.

Il résulte d'expériences et d'observations nombreuses faites par les chimistes et les physiologistes les plus éminents, parmi lesquels nous nous contenterons de citer Tiedemann et Gmelin, Golding-Bird, Becquerel, etc., que l'analyse des urines est un précieux moyen de contrôle pour déterminer les variations qui ont lieu dans le mouvement de nutrition, et pour établir le bilan des recettes et des dépenses de l'organisme dans le double mouvement d'assimilation et de désassimilation que subissent les éléments vivants.

On sait, de plus, que le rein constitue le principal appareil dépuratoire par lequel passent en grande partie les résidus de la nutrition. Parmi ces résidus, qui s'appellent *urée, acide urique, sels inorganiques, phosphates, chlorures,* etc., le premier, c'est-à-dire l'urée, est très-important, car cette substance se forme sur tous les points de

---

(1) P. Mantegazza, *Su le vertu igieniche e medicinali della coca e su li alimenti nervosi in generale,* in *Gazzetta medica italiana.* Milan, 1849, p. 208.

l'économie, et constitue l'indice principal du mouvement d'oxydation qui s'exerce sur les tissus protéiques. Elle représente même le degré le plus élevé d'oxydation de ces tissus, de telle sorte que sa proportion plus ou moins grande dans les urines indique l'activité plus ou moins complète qui se manifeste dans l'usure et la désorganisation des éléments organiques.

C'est principalement en s'appuyant sur la diminution d'urée survenue dans les urines, sous l'influence de l'alcool ingéré, que certains physiologistes ont attribué à ce liquide une certaine importance nutritive comme aliment antidéperditeur. D'autres ont tenu compte surtout de la faible proportion d'acide carbonique éliminée sous l'influence du même agent.

Ainsi, Bocker (1), après un certain nombre d'expériences faites sur lui-même, en conclut que l'alcool « empêchait en quelque sorte la dénutrition d'aller aussi vite ».

Les observations (2) d'Hammond lui firent admettre que l'alcool diminue la quantité d'acide carbonique et de vapeur d'eau dans les gaz expirés, ainsi que la quantité des matières fécales, et restreint la sécrétion des urines en diminuant la proportion des éléments qui y sont contenus (urée, acide urique, chlorure, etc.). Il vit dans l'alcool une substance qui « augmentait le poids du corps en retardant la métamorphose des anciens tissus, en favorisant la formation des nouveaux, et en limitant la destruction des matières grasses ».

De leur côté, Lallemand, Perrin et Duroy (3), tout en ne répugnant pas à voir dans l'alcool un aliment d'épargne, considèrent pourtant le ralentissement imprimé par cette substance au mouvement de désassimilation, comme ayant nécessairement ses limites dans la diminution

---

(1) Bocker (W.), *Beitraege zur Heilkunde, insbesondere zur Krankheits genus mittel und Arzneivirkungs-Lehre.* In-8°, 1849 (analysé in *Archives de médecine*, 1849).

(2) Hammond, *The physiological effects of alcohol and tobacco upon the stomaco system,* in the *American Journal of the medical sciences,* 1856.

(3) *Du rôle de l'alcool et des anesthésiques, etc.,* p. 213.

qu'éprouve l'acide carbonique ; limites assez étroites, puisque, d'après leurs expériences, cette diminution d'acide carbonique n'aurait lieu que pendant deux heures, après l'ingestion des boissons alcooliques.

Ils pensent, de plus, que si l'alcool exerce réellement une influence modératrice sur la désassimilation, il ne le fait que par sa présence, et non en fournissant par sa décomposition des éléments sur lesquels se fixe l'oxygène de préférence aux substances hydro-carbonées du sang, épargnées temporairement.

Dans une étude postérieure à la précédente (1), M. Perrin reconnaît que l'alcool exerce sur l'économie une sorte d'action de présence ou catalytique, en vertu de laquelle il y a diminution dans la quantité d'acide carbonique exhalé par les poumons, ce qui indique un ralentissement dans l'activité de l'oxydation intravasculaire, et, par suite, dans la production de la chaleur animale.

Quant à la diminution d'urée constatée à la suite de l'ingestion d'alcool par Bocker et E. Smith, M. Perrin ne l'observe pas; au contraire, dans dix expériences comparatives, où le dosage fut pratiqué sur les urines de 24 heures, avec le nitrite de mercure par le procédé de Millon, il signale plutôt une légère augmentation d'urée et la rapporte, non à une modification de composition des urines mais tout simplement à l'augmentation de leur quantité. L'alcool serait donc sans action sur la désassimilation des principes protéiques et agirait uniquement en impressionnant les nerfs des reins et en excitant la sécrétion urinaire.

Malgré ces résultats et tenant compte principalement de la diminution d'acide carbonique constatée à la suite de l'ingestion de boissons spiritueuses, M. Perrin admet que l'alcool soutient l'organisme, non en le nourrissant, mais en l'empêchant de se dénourrir et qu'il concourt à la nutrition, non en augmentant les recettes mais en diminuant les dépenses.

---

(1) M. Perrin, *Du rôle des boissons alcooliques à petites doses dans la nutrition,* mémoire cité.

Les résultats si contradictoires qu'a obtenus M. Perrin, quand on les compare aux faits qui ont été relevés par Bocker et E. Smith, s'expliquent tout naturellement, croyons-nous, si l'on tient compte de la nature différente des boissons soumises à l'expérimentation par ces divers auteurs.

Au lieu d'employer l'alcool ou l'eau-de-vie à faible dose et diluée, M. Perrin a expérimenté sur des liqueurs complexes (vins rouges, vins blancs, bière), douées de propriétés toniques et reconstituantes, et dans lesquelles l'analyse chimique révèle, comme on le sait, la présence de substances plus ou moins riches en azote. Avec de telles boissons, l'augmentation de la richesse des urines en urée est bien naturelle ; elle se produit là comme après l'ingestion de toute substance chargée de principes plastiques et de matières azotées.

Nous avons pensé *à priori* que les résultats devaient être tout différents, si au lieu d'expérimenter sur les boissons spiritueuses, on employait l'alcool plus ou moins dilué. C'est sur cette substance ou sur l'eau-de-vie, qu'ont porté uniquement nos expériences.

XVII. *Action de l'alcool sur les urines.*

Le procédé que nous avons employé pour l'examen des urines est celui qui a été indiqué par le Dr Byasson (1) ; voici en quoi il consiste :

Dosage de l'urée. — Le procédé de Byasson pour doser l'urée est celui de Liebig modifié ; il repose sur ce fait, que l'urée forme, en présence d'une solution d'azotate de mercure, un précipité blanc, amorphe, légèrement caséeux, ainsi constitué :

$$C^2 H^4 Az^2 O^2 4 HgO.$$

1 gramme de ce corps renferme 0 gr. 878 d'oxyde de mercure et 0 gr. 122 d'urée, nombres qui sont à peu près dans le rapport de 7 à 1.

______

(1) H. Byasson, *Essai sur la relation qui existe à l'état physiologique entre l'activité cérébrale et la composition des urines.* Paris, 1868.

Partant de cette formule, on emploie une solution de nitrate de mercure, titrée de façon que 1 centimètre cube précipite 0 gr. 005 d'urée.

Voici le procédé opératoire :

On mesure 50 centimètres cubes d'urine, on y ajoute 25 centimètres cubes d'eau de baryte, et on agite. Il se forme un précipité blanc composé principalement d'urate, de phosphate et de sulfate de baryte. On filtre au bout de quelques minutes.

On verse dans un vase à précipité 15 centimètres cubes de l'urine ainsi filtrée ; on y laisse tomber goutte à goutte la liqueur mercurielle, à l'aide d'une burette graduée ; elle détermine, comme nous l'avons dit, un précipité blanc. Mais, comme la solution devient acide (parce qu'une certaine quantité d'acide azotique se trouve libre par la combinaison de l'oxyde de mercure avec l'urée), on la neutralise de temps en temps avec une solution de potasse.

On reconnaît qu'il ne reste plus d'urée dans l'urine, quand apparaît, au-dessus du précipité blanc, un précipité jaune formé par l'oxyde de mercure hydraté.

Il suffit, la lecture faite sur la burette, d'un calcul très-simple pour déterminer la quantité d'urée éliminée, puisque chaque centimètre cube de la liqueur titrée précipite 0 gr. 005 de cette substance.

On n'oubliera pas qu'on a opéré sur un liquide mélangé avec l'eau de baryte dans la proportion d'un tiers.

Dosage de l'acide urique. — « Pour doser l'acide urique qui existe dans l'urine, il faut opérer sur une quantité minimum de 200 centimètres cubes, qu'on mélange avec le quart environ d'acide chlorhydrique. Ce liquide est abandonné pendant trois ou quatre jours dans une éprouvette bien propre, à verre poli, et qu'on peut enduire intérieurement d'une couche imperceptible de paraffine ou de cire blanche. On voit apparaître sur les parois, et principalement au fond, un dépôt brun-rougeâtre qui est tout entier formé d'acide urique cristallisé, souillé par un peu de matière colorante, modifiée elle-même par l'acide chlorhydrique.

« Au bout du temps indiqué, la précipitation est complète; on décante avec soin; et comme les cristaux d'acide urique sont relativement volumineux, ils se déposent rapidement. On les transvase dans une petite capsule ou sur un verre de montre, et, après dessiccation, on pèse (1). »

Dosage des substances solides. — Nous nous sommes contenté de doser les substances solides en totalité, sans chercher à déterminer leur proportion entre elles.

Pour cela, nous évaporions 500 centimètres cubes d'urine dans une capsule en porcelaine, au moyen d'une petite lampe à alcool dont la flamme était réglée de manière à ne pas produire l'ébullition. Le liquide, réduit en consistance sirupeuse, était décanté dans une capsule de dimension moindre où l'évaporation s'achevait. Après cette dessiccation (qui doit être faite sans jamais dépasser 100 degrés), on pesait le résidu, et on avait ainsi le poids total des matières solides de l'urine.

Nous avons expérimenté sur nous-même; mais, avant de commencer nos expériences, nous avons dû procéder à l'examen de nos urines à l'état physiologique. Cet examen a été fait plusieurs jours de suite; les résultats de ces analyses quotidiennes ont présenté entre eux des différences insignifiantes, comme on peut le voir dans le tableau suivant :

JOURS.	Quantité d'urine en centimètres cubes.	Urée.	Acide urique.	Substances solides.
5 juin 1869.	1560	40,22	0,46	54,26
6 *idem.*	1590	39,85	0,45	55,15
7 *idem.*	1500	38,20	0,22	51,42
8 *idem.*	1530	37,60	0,62	53,22
9 *idem.*	1475	36,35	0,25	55,35
Moyenne par jour. . .	1531	38,44	0,40	53,84

Pendant tout le temps qu'ont duré nos expériences, nous nous sommes soumis, autant que possible, à la même

______

(1) H. Byasson, *loc. cit.*, p. 23.

alimentation, aux mêmes occupations, au même régime.
Nous avons vu survenir les changements suivants dans nos
urines, sous l'influence de l'ingestion d'alcool (environ
100 grammes d'eau-de-vie de Cognac, mélangée avec une
certaine quantité d'eau, et prise entre les deux repas par
petites doses) :

JOURS.	Quantité en centimètres cubes.	Urée.	Acide urique.	Substances solides
11 juin.	1572	33,24	0,26	51,00
22 *idem*.	1500	32,65	0,15	49,30
24 *idem*.	1565	32,50	0,36	50,65
26 *idem*.	1520	34,20	0,12	47,25
Urines recueillies le 18, 1 h. après un dîner copieux et riche en spiritueux (vins de Bordeaux, de Champagne, liqueurs diverses, cognac).	450	6,25	»	1.32

En comparant les deux tableaux précédents, on voit que,
sous l'influence de l'ingestion de doses modérées d'eau-de-
vie, les urines augmentent de quantité ; fait qui concorde
avec les expériences de Maurice Perrin, et que nous attribuons, avec ce savant observateur, à l'excitation déterminée
dans la glande rénale par le passage de l'alcool en nature.
Donc, à l'état physiologique, l'alcool favorise la diurèse.

De plus, cette ingestion détermine la diminution de
l'urée, de l'acide urique et des principes solides contenus
dans les urines.

Cette dernière conclusion est très-imposante : l'alcool
ralentit l'impulsion par l'urine des produits encore utiles à
la vie, de même qu'il restreint l'élimination de l'acide carbonique par les poumons.

A ce double titre, il doit prendre place parmi les aliments
d'épargne ou antidépéditeurs.

XVIII. — *Explication du double rôle de l'alcool comme
dynamophore et antidéperditeur.*

§ 1. Dans l'étude que nous avons faite à propos de l'action de l'alcool sur le système nerveux, nous avons vu que cet agent constitue, à petites doses, un excitant de l'appareil cérébro-spinal et que son influence se traduit alors par une activité plus considérable dans les fonctions de la vie de relation.

C'est à cette action que nous rapporterons plus tard et en grande partie l'excitation à la veille et au travail, que détermine habituellement l'ingestion des boissons spiritueuses.

Une seconde propriété aussi importante que la première, et qui nous a été révélée dans l'alcool, c'est l'influence de cette boisson sur la nutrition, influence qui consiste dans un ralentissement de la désassimilation, comme l'indiquent la diminution notable des déperditions organiques et l'abaissement de la chaleur animale, constatées dans nos expériences.

L'alcool est donc à la fois un aliment dynamophore et antidéperditeur; il agit donc en même temps comme *excitant* des fonctions animales et comme *dépresseur* des fonctions végétatives.

Reste à expliquer ce double rôle, qui semble étrange au premier abord, mais dont on se rend compte facilement, quand on observe avec attention :

1° Le mode de fonctionnement habituel au système nerveux;

2° L'ensemble et la succession des effets que les agents appelés *excitants* déterminent dans les diverses parties de ce système.

§ 2. On sait que le grand régulateur de la force dans l'économie, est le système nerveux, qui préside en même temps aux fonctions de la vie végétative ou *organiques*, et aux fonctions de la vie de relation ou *animales*. A ces deux ordres de fonctions correspondent deux appareils distincts : l'appareil sympathique, sous la dépendance duquel s'exercent les premières, et l'appareil cérébro-spinal, qui préside aux secondes.

Il y a indépendance ou plutôt antagonisme entre eux, de telle sorte que l'activité de l'un se montre pour ainsi dire

en raison inverse de celle de l'autre; et c'est un fait bien
connu en physiologie, que plus les fonctions cérébro-
spinales s'exercent avec vivacité et avec énergie, plus les
fonctions végétatives languissent et paraissent engourdies.
Chez le nouveau-né, où le développement de l'organisme
nécessite une activité si considérable de la nutrition et de
l'assimilation, le système cérébro-spinal reste pendant plusieurs mois dans un état de torpeur qui contraste avec la
rapidité et l'énergie des actes de la vie végétative. Chez
l'homme adulte, au contraire, alors que la croissance est
arrêtée, qu'il se produit une sorte d'équilibre trophique, et
que les recettes restent proportionnelles aux dépenses, c'est
l'époque où les facultés intellectuelles, sensitives et motrices
se manifestent avec le plus d'éclat et dominent toute la
scène biologique.

Ces faits, qui résultent de l'observation simple, s'expliquent
naturellement quand on considère l'agencement et le fonctionnement des divers filets nerveux qui président à l'activité des fonctions végétatives.

§ 3. On sait, en effet, qu'il existe deux espèces de nerfs
moteurs, les uns destinés à resserrer, les autres à dilater les
vaisseaux. « Les premiers, dit Cl. Bernard (1), seraient les
nerfs vaso-moteurs émanés du grand sympathique; les seconds seraient des nerfs de tissus, émanés de l'axe cérébro-
rachidien et qui vont se rendre aux divers parenchymes de
l'économie. » Nous n'avons point à discuter ici pour savoir
si ces derniers nerfs, que certains physiologistes (Schiff,
Duchenne de Boulogne), considèrent comme des *nerfs tro-*
phiques, interviennent directement dans la nutrition, en
déterminant dans chaque élément organique une activité
plus grande des combustions ou des échanges, ou bien s'ils
agissent simplement sur la circulation, en qualité de vaso-
moteurs dilatateurs.

Il est un fait certain, c'est que tandis que la section du
grand sympathique détermine dans les organes et dans les

---

(1) Cl. Bernard, *Leçons de pathologie expérimentale*. Paris, 1872,
p. 257 et suiv.

tissus la dilatation du réseau vasculaire (*congestion passive*), l'élévation de la température, une activité plus grande de la nutrition, l'excitation de cet appareil nerveux est suivie de phénomènes inverses (constriction des vaisseaux, refroidissement, diminution de la nutrition), faits qui ressortent pleinement des récentes expériences de Legros et d'Onimus (1). On sait en effet que ces savants observateurs ont constaté, à la suite de l'électrisation du grand sympathique par les courants induits ou interrompus, chez l'homme et chez les animaux, une diminution évidente du calibre des artérioles, un abaissement de quelques degrés de la température organique et une élimination moindre d'urée par l'appareil rénal.

Du reste, ces phénomènes ne s'observent pas seulement quand l'excitant est appliqué directement sur les filets nerveux eux-mêmes, mais encore sur la moelle épinière, d'où ils émanent et dont ils dépendent tous, aussi bien les vaso-moteurs sympathiques que les vaso-moteurs céphalo-rachidiens (Cl. Bernard).

Ainsi, quand on applique à la moelle épinière un agent connu, sous le nom d'excitant, l'influence de celui-ci ne doit pas seulement se traduire par une activité plus grande de l'appareil sensitivo-moteur (sensations douloureuses, spasmes, contractions musculaires); elle doit s'étendre de plus à l'appareil nerveux vaso-moteur, et par son intermédiaire aux grandes fonctions organiques, à la circulation, à la calorification et à la nutrition.

§ 4. C'est ce qui arrive pour l'alcool. Ingéré à faibles doses, il manifeste son action dans l'économie par un ensemble de phénomènes appréciables surtout à la surface des téguments : rougeur, exagération de la circulation dans le réseau vasculaire (*congestion active*), élévation de la température, activité de la nutrition ; phénomènes que nous pouvons rapporter à l'excitation rapide et instantanée des filets vaso-moteurs rachidiens, plus impressionnables que les filets sympathiques. Administré à des doses suffi-

---

(1) E. Onimus et Ch. Legros, *Traité d'électricité médicale*. Paris, 1872.

samment fortes ou prolongées, il détermine des phénomènes inverses : constriction des vaisseaux, anémie, refroidissement, ralentissement des combustions et des transformations organiques; faits qui résultent de l'excitation plus
tardive, mais prépondérante, des vaso-moteurs sympathiques (1).

Tel est le mode d'action des boissons excitantes du
système cérébro-spinal (café, thé, coca, maté), qui, comme
nous l'avons démontré dans notre travail sur les aliments
d'épargne ou antidéperditeurs, constituent des agents dépresseurs des fonctions de la vie végétative.

Tel est sans aucun doute le mode d'action de tous les
agents qualifiés de *stimulants* ou d'*excitants*, et dont l'influence se manifeste dans l'économie par de l'excitation ou
par de la dépression, suivant que l'on considère le genre
de fonctions, soit animales, soit organiques, qu'ils doivent
impressionner.

XIX. *Influence de l'alcool sur la formation de la graisse.*

§ 1er. La formation de la graisse dans l'économie avait
été envisagée depuis longtemps comme le résultat d'un re-

---

(1) On voit que nous admettons deux ordres de nerfs vaso-moteurs,
des nerfs *dilatateurs* ou cérébro-spinaux, et des nerfs *constricteurs* ou
sympathiques (Schiff, Cl. Bernard, Duchenne). Il est vrai que l'existence des premiers est mise en doute par certains physiologistes ; mais
les raisons que ces derniers invoquent pour rendre compte des modifications qui surviennent dans la circulation et dans la nutrition, sous
l'influence du galvanisme, peuvent être parfaitement conciliables avec
l'explication que nous donnons en ce moment, concernant l'action de
l'alcool sur la nutrition.

En effet, si l'on admet avec Onimus et Legros (*loc. cit.*, p. 72), que
l'excitation faible du grand sympathique détermine dans les artères des
contractions locales et *vermiculaires*, qui favorisent le cours du sang et
produisent l'hypérémie, tandis qu'une excitation vive et durable de ce
même nerf est suivie de contraction *spasmodique* du système vasculaire
et par suite d'anémie et de réfroidissement de l'organisme, on pourra
facilement expliquer les phénomènes opposés que produit l'ingestion
d'alcool à doses faibles et à doses fortes ou prolongées, par une excitation plus ou moins vive ou plus ou moins prolongée des filets nerveux
sympathiques ou dilatateurs.

pos exagéré et d'une alimentation excessive, quand Liebig, voulant expliquer ce fait, étudia le mode d'action de chaque substance nutritive dans l'engraissement et le rôle de l'oxygène, au point de vue de la disparition des corps gras dans l'économie. Considérant ce dernier gaz comme l'agent de combustion de la graisse, ainsi que de tous les éléments organiques, il rattacha l'engraissement ou la *stéatose* à deux causes principales : 1º à la richesse de l'alimentation; 2º à la diminution de l'oxygène contenu dans le sang.

Après Liebig, Boussingault, envisageant les substances hydrocarbonées comme spécialement propres à l'engraissement, s'attacha à déterminer l'influence des aliments respiratoires en général, et de l'alcool en particulier, sur la production et la conservation de la graisse dans l'économie.

Plus tard, Dumas démontra la transformation facile de l'alcool en divers acides gras, et, par suite, en graisse.

Bouchardat, de son côté, fit jouer un autre rôle aux alcooliques, en les considérant comme détournant, à leur profit, l'oxygène du sang, et diminuant d'autant la proportion de ce gaz, qui agit sur les éléments gras tenus en réserve dans l'organisme et en détermine la combustion et la disparition.

Pourtant Lallemand et Perrin, refusant à l'alcool le rôle distingué que, d'après les auteurs précédents, il occupe comme aliment respiratoire, attribuent uniquement à l'oisiveté et à la bonne chair l'embonpoint si habituel et si caractéristique chez les buveurs.

Il est un fait certain, démontré par leurs propres expériences et qu'eux-mêmes ont été les premiers à mettre en lumière, c'est que l'ingestion d'une forte dose d'alcool suffit pour déterminer dans le sang la production d'une grande quantité de gouttelettes de graisse. Nous ne voyons pas pourquoi, du moment qu'ils attribuent cette *piarrhémie* (Magnus Hüs) à l'influence de l'alcool lui-même, on n'y rattacherait pas également l'apparition des éléments graisseux, qui se développent dans la plupart des organes et infiltrent les principaux tissus à la suite de l'ingestion fréquente et prolongée de spiritueux.

Il est évident que les deux effets dépendent de la même

cause, à savoir, de l'action de l'alcool sur les éléments organiques.

Du reste, cette formation de graisse, sous l'influence d'une substance étrangère à l'économie, n'a rien qui doive nous étonner dans le cas actuel.

On sait que dans l'empoisonnement par certaines substances, par le phosphore, par exemple, on a constaté l'état graisseux du sang, et, dans quelques cas, la stéatose dans les principaux viscères.

On connaît, de plus, l'influence de l'acide arsénieux sur le développement de la graisse dans l'organisme, et l'obésité qui se remarque au bout d'un certain temps chez les individus qui font usage de cette substance.

Enfin, comme nous l'avons vu, Lallemand et Perrin ont constaté, à plusieurs reprises, dans leurs recherches expérimentales, la présence de globules graisseux, en grande quantité, à la surface du sang extrait des vaisseaux pendant la vie ou observé après la mort chez les animaux soumis aux inhalations d'éther ou de chloroforme.

Il est naturel d'admettre, sans pouvoir encore se l'expliquer, la production de la graisse sous l'influence de l'alcool, aussi bien que par le *phosphore*, l'*arsenic*, l'*éther*, le *chloroforme*. Nous croyons qu'on doit rapporter à la piarrhémie, comme l'ont fait Magnus Hüss, Wagner et Schultz, les dépôts plus ou moins considérables de graisse que l'abus des spiritueux détermine à la longue dans les tissus organiques.

§ 2. Nous n'avons pas à tracer ici les lésions organiques qui résultent de ces abus, car nous n'avons pas à faire l'étude de l'*alcoolisme chronique*. Ce serait introduire des considérations pathologiques dans une étude faite essentiellement au point de vue de la physiologie et de la thérapeutique.

Nous nous contenterons donc simplement de mentionner qu'après l'ingestion d'une simple dose d'alcool, une grande quantité de globules de graisse peuvent apparaître dans le sang; que si l'ingestion d'alcool se renouvelle fréquemment, au bout d'un certain temps, cette graisse, en excès dans le sang, peut envahir les divers organes baignés

par le liquide sanguin, et infiltrer leurs principaux éléments; c'est ce qui a été observé pour le foie (Magnus
Hüss (1), Frerichs (2), Thomeuf (3), etc.), pour les reins
(Lancereaux) (4), pour le tissu musculaire du cœur et pour
les muscles eux-mêmes (Magnus Hüss) (5), pour les parois
vasculaires (Carpenter) (6). Il en serait de même pour le
cerveau, si l'on tient compte des observations récentes de
P. Roudanouski (7), qui, ayant examiné la substance nerveuse chez des animaux soumis à l'action de divers poisons,
reconnut sous l'influence du chloroforme, de l'opium et de
l'alcool, une modification de la myéline « qui au lieu de
prendre la forme amorphe grenue, prend l'aspect de petits
corps brillants. » Ajoutons que l'expérimentation a fourni
des résultats tout à fait conformes aux faits cliniques. En
effet, Magnus Hüss et Dalhstrom ayant donné à trois chiens,
pendant huit mois, 180 grammes d'eau-de-vie de pommes de
terre à 4 degrés, constatèrent à l'autopsie de ces animaux
une infiltration graisseuse de leurs principaux viscères.

Evidemment ces expériences méritent d'être prises en
considération, malgré le peu d'importance que leur attachent
L. Lallemand et Perrin, qui les mentionnent dans leur mémoire (8); car on ne peut attribuer, comme l'ont fait ces
auteurs, cet embonpoint au repos absolu que les chiens ont
conservé pendant une partie de la durée des expériences :
comment, en effet, si l'on n'accorde pas une influence quelconque à l'alcool, peut-on expliquer cette infiltration graisseuse généralisée chez des animaux qui, pendant les cinq
ou six derniers mois, ont montré continuellement de la
perte de l'appétit, du dégoût pour les aliments, et se sont,
pour ainsi dire, abstenus de toute espèce de nourriture?

---

(1) *Loco citato.*
(2) Frerichs, *Traité des maladies du foie.*
(3) *Essai clinique sur l'alcoolisme*, thèse. Paris, 1859.
(4) *Dictionnaire encyclopédique des sciences médicales*, t. 2, art. *Alcoolisme.*
(5) *Loco citato.*
(6) *On the use and abuse of alcoholic liquors.* London, 1850.
(7) *Comptes rendus de l'Académie des sciences*, t. 59, p. 1009.
(8) *Du rôle de l'alcool*, etc., p. 193 et suiv.

Combien il y a loin de cette obésité remarquable qu'ils ont présentée, à cette maigreur caractéristique qui accompagne forcément l'autophagisme, et que Chossat (1) a constatée tant de fois chez les animaux qu'il soumettait à l'inanition !

§ 3. Et maintenant, comment expliquer cette influence remarquable de l'alcool sur le développement de la graisse? Nous croyons, suivant les recherches des chimistes que nous avons mentionnées plus haut, qu'une certaine quantité d'alcool (celle qui disparaît dans l'économie sans doute) peut se transformer en graisse soit directement, soit après des altérations intermédiaires que les travaux de la chimie organique nous permettent d'entrevoir et même de comprendre, sinon de démontrer complétement aujourd'hui.

L'alcool partage cette propriété avec l'amidon et le sucre, dont la transformation graisseuse ne fait plus de doute maintenant, grâce aux habiles recherches de Dumas et de Boussingault (2).

Mais, à côté de ces phénomènes essentiellement chimiques, par lesquels l'alcool devient une cause de production des corps gras, nous croyons qu'il faut rapporter en même temps et en grande partie à l'action physiologique de cette substance la dégénérescence graisseuse qui envahit les divers organes, comme on le constate dans l'alcoolisme chronique.

En effet, nous avons vu que l'alcool se comporte vis-à-vis de l'économie à titre d'antidéperditeur, et que, comme tel, il enraye les oxydations organiques et les fonctions vitales. Si cette action de l'alcool est énergique ou prolongée, on conçoit que, dans les éléments cellulaires soumis à cette sorte de serre-frein physiologique, se manifestent les altérations dont nous les voyons habituellement atteints toutes les fois que ces éléments ne fonctionnent pas suffisamment ou qu'ils éprouvent un arrêt complet dans leur fonctionnement.

---

(1) Chossat, *Recherches expérimentales sur l'inanition,* 1843.
(2) *Comptes rendus de l'Académie des sciences,* t. 20, p. 1728.

Or, parmi ces altérations, la plus commune et la mieux démontrée est la *dégénérescence graisseuse* qui accompagne presque toujours la nécrobiose des éléments physiologiques, dont la vitalité est compromise, et des éléments morbides en voie de destruction moléculaire (Virchow).

Il n'est donc pas étonnant que l'alcool, cette substance antidénutritive par excellence, produise cette dégénérescence, et que l'obésité consécutive à l'abus des spiritueux soit en grande partie une conséquence de l'action enrayante et. *antivitale*, pour ainsi dire, de l'alcool sur les cellules qui composent les tissus de l'organisme.

Nous insistons à dessein sur ces faits, parce qu'ils en valent la peine ; l'explication que nous en donnons est nouvelle; elle tend à faire envisager la stéatose comme conséquence ultime et nécessaire de l'action des substances *antidénutritives* sur l'économie.

Il ne faudrait pas croire, cependant, que cette explication fût fondée simplement sur ces quelques considérations théoriques ; elle tire sa principale valeur, selon nous, de plusieurs faits cliniques dont nous avons été à même de vérifier quelques-uns. Les résultats de nos propres observations ont été complétement conformes à nos idées.

A l'époque où nous étions interne dans le service de notre cher maître, le professeur Hirtz, à Strasbourg, nous avons eu l'occasion d'étudier l'action de l'acide arsénieux sur l'organisme sain et sur l'organisme malade. Nous avons plusieurs fois constaté l'obésité qui s'est manifestée chez les convalescents, chez les malades, et même chez les phthisiques, sous l'influence de ce médicament.

Nous avons été curieux d'étudier la façon dont il se comporte à l'égard des urines, et de déterminer si réellement c'est un antidénutritif, comme quelques auteurs l'ont prétendu. Plusieurs analyses d'urines nous ayant indiqué une diminution notable d'urée, d'acide urique et de matières solides, éliminées en vingt-quatre heures par les voies rénales, sous l'influence de l'arsenic, nous n'avons pas hésité à attribuer à son rôle d'antidéperditeur le pouvoir reconstituant et tonique de ce médicament, et surtout son influence remarquable sur l'engraissement.

Nous avons même constaté que le développement de la graisse chez les sujets soumis à nos expériences était en rapport avec la diminution des principes urinaires. En effet , en tenant compte de cette diminution pendant un mois , et en pesant le malade au début et à la fin de cette période, pendant laquelle il était soumis à l'usage de l'acide arsénieux, on trouvait que les deux nombres représentant, l'un la diminution des pertes par les urines, l'autre l'augmentation éprouvée par le poids du corps, étaient sensiblement égaux.

Nous nous repentons de n'avoir pas fait, à cette époque, les mêmes recherches en employant chez quelques-uns de nos malades la médication alcoolique au lieu de la médication arsenicale ; mais, grâce aux expériences que nous avons faites récemment sur nous-même pour démontrer le rôle antidéperditeur de l'alcool, nous ne doutons pas de l'identité des résultats thérapeutiques que nous aurions obtenus avec ces deux médications.

XX. — *Nature de la mort par l'alcool.*

§ 1. La mort, dans l'alcoolisme aigu, peut survenir dans deux circonstances bien différentes : « Elle se produit généralement au milieu des symptômes d'apoplexie comateuse, avec stertor, lividité, embarras de la respiration. C'est ce qui a été observé plusieurs fois chez l'homme à l'état d'ivresse et chez les animaux soumis à l'influence de fortes doses d'alcool (1). »

Quelquefois, la mort est très-rapide et peut même survenir subitement, sans avoir été précédée par aucun symptôme alarmant. « Ces cas promptement mortels, dit A. Fournier (2), ne s'observent guère qu'à la suite de grands excès, notamment d'ingestion excessive d'eau-de-vie (1/2 litre, 1 litre et au delà). Ils semblent assez souvent

---

(1) Voyez les expériences de L. Lallemand, Perrin et Duroy à ce sujet, dans leur traité : *Du rôle de l'alcool et des anesthésiques dans l'organisme,* p. 47 et suiv.

(2) *Loco citato,* p. 629.

favorisés par des circonstances étrangères, impression soudaine d'un froid rigoureux, émotion vive, colère, rixe, etc.»

On a donné un grand nombre d'explications pour rendre compte de la mort survenue à la suite d'ingestion d'alcool.

Bouchardat (1) l'attribuait à une asphyxie due à ce que l'oxygène contenu dans le sang, portant son action comburante principalement sur l'alcool, les globules sanguins étaient ainsi privés de l'influence du principe gazeux nécessaire à leur activité.

D'après ce que nous avons dit sur le rôle de l'alcool dans le sang, cette explication ne peut être acceptée.

« On a expliqué la mort dans l'alcoolisme aigu, dit Racle (2), par la suspension d'action du cœur, du poumon, des muscles respiratoires; il nous paraît plus naturel de l'attribuer à la suppression de la force commune, qui dispense aux organes leur puissance d'action. Flourens pense que la suppression des fonctions n'a lieu que quand les toxiques ou les anesthésiques ont envahi l'isthme de l'encéphale; cette observation ne pourrait-elle pas s'appliquer à l'alcool? »

Lallemand, Perrin et Duroy, plus affirmatifs, n'hésitent pas à attribuer la mort produite par l'alcool à l'action toxique exercée par cette substance sur l'encéphale. « Il est vrai, disent-ils, que l'autopsie indique, chez les sujets morts à l'état d'ivresse, une double congestion pulmonaire et cérébrale, ce qui peut faire croire à une asphyxie primitive. Mais, en réalité, la cause primitive de la mort doit être placée dans l'altération fonctionnelle du système nerveux cérébro-spinal, altération qui domine et gouverne la série progressive des phénomènes morbides.

« Les troubles et l'arrêt de la respiration proviennent de la diminution et de la suspension de l'excitation nerveuse; il y a asphyxie, il est vrai, mais cette asphyxie n'est qu'indirecte, elle n'est que consécutive à l'abolition des fonctions cérébro-spinales (3). »

---

(1) *Loco citato*, p. 193.
(2) *Loco citato*, p. 52.
(3) *Loco citato*, p. 158.

§ 2. Quand on compare les deux genres de mort constatés chez les sujets soumis, soit à l'action de l'alcool, soit à l'influence du chloroforme, on découvre entre eux les plus grandes analogies.

Dans la chloroformisation, comme dans l'alcoolisme aigu, la mort survient dans deux circonstances bien différentes :

1° Au début de la chloroformisation, sans avoir été précédée d'aucun accident, et subitement ;

2° Dans le courant de la chloroformisation, après des troubles évidents dans le fonctionnement des principaux appareils, troubles qui surviennent lentement et se prolongent un certain temps avant la mort.

La nature de la mort semble donc la même dans l'état d'anesthésie et dans l'état d'ivresse : nouvelle preuve des relations étroites qui unissent l'alcool aux principaux anesthésiques !

Il faut avouer qu'on est encore peu éclairé sur les causes qui peuvent déterminer les accidents graves qu'on a observés tant de fois à la suite de l'administration des principaux anesthésiques, du chloroforme et de l'éther. Toutes les hypothèses qu'on a faites dans la science pour donner une solution à ce difficile problème offrent quelque prise à la critique, et se prêtent, à des points de vue divers, à certaines objections.

Snow (1), opérant avec le chloroforme, a conclu de ses expériences sur les animaux que cet agent impressionne directement les parois du cœur et paralyse l'action de cet organe ; d'après lui, la mort devrait toujours être attribuée à une syncope cardiaque.

Cette théorie ne peut s'appliquer aux cas où le cœur continue à battre, alors que la respiration est abolie depuis quelque temps, et l'on sait que ces cas ne sont pas rares dans la chloroformisation comme dans l'éthérisme.

---

(1) Snow, *On the inhalation of the vapour of ether in surgical operat.* (*London medic. Gaz.*, 1847). — *On chloroform and other anæsthesic agents, their action and administration.* London, 1858.

Kidd (1) regarde les accidents chloroformiques comme dus à une véritable apnée, occasionnée par la paralysie des nerfs propres à la respiration, et notamment de la racine des pneumogastriques ; il admet une impression brusque des fonctions nerveuses, capable de causer l'arrêt de la respiration.

Reste la théorie de L. Lallemand et Perrin (2), dont nous avons dit quelques mots plus haut. Ceux-ci, envisageant la mort par l'alcool et par les anesthésiques comme étant de même nature, rapportent les accidents mortels survenus dans l'anesthésie à une accumulation de l'agent anesthésique dans le bulbe rachidien, qui tient sous sa dépendance, comme on le sait, la respiration et la circulation, dont le fonctionnement est ainsi indirectement compromis et entravé.

Cette théorie nous paraît la plus satisfaisante pour expliquer ces cas de mort lente à la suite de l'administration trop prolongée ou trop considérable de chloroforme ; elle est parfaitement conforme à la marche et aux phénomènes de l'anesthésie, tels qu'ils résultent de l'étude que nous avons faite. Elle fournit une explication toute physiologique de la mort, en rapportant à la paralysie du bulbe la cessation de la respiration, suivie elle-même de l'arrêt des battements du cœur. Nous l'acceptons, mais non pour tous les cas, comme nous allons le voir plus loin.

Devergie (3), en France, et Black (4), en Angleterre, avaient prétendu que la mort dans l'anesthésie n'était pas autre que l'*asphyxie :* théorie déjà défendue par Amussat, Pillore, etc., qui avaient trouvé le sang noir chez les animaux éthérisés. On sait que les observateurs modernes ont signalé au contraire la coloration vermeille de ce liquide, sous l'influence des anesthésiques (Perrin et Lallemand).

Dans ces derniers temps, cette théorie a été remise en

---

(1) Kidd. *On nature of death from the administration of anœsthesics especially of chlorof. and ether* (*British medic. Journal,* 1860, p. 747).
(2) Voyez *Traité d'anesthésie chirurgicale,* p. 234 et suiv.
(3) *Bull. de l'Acad. de méd.,* t. 22, 1856-57.
(4) *London medical Gazette,* mars 1847.

honneur par Faure (1), qui, ayant cru constater que, pour qu'il y ait anesthésie, il faut que les deux poumons soient atteints par le chloroforme, de même qu'il faut que les deux poumons soient obstrués pour qu'il y ait asphyxie, rattacha l'anesthésie générale à une suppression toute mécanique de la respiration, et nia la pénétration de l'alcool dans le torrent circulatoire.

Nous opposerons aux idées de Faure ses propres expériences, qui ne sont pas aussi concluantes qu'il veut bien le croire ; on s'en convaincra par les lignes suivantes extraites de son mémoire : « Si, chez les animaux qui n'ont reçu du chloroforme que par un seul poumon, dit-il, il ne se présente point d'anesthésie, il s'en faut de beaucoup qu'ils soient dans leur état normal. Souvent, au moment où on vient de les délier, bien que leurs mouvements soient actifs et puissants, que leurs yeux aient leur vitalité naturelle, ils chancellent en marchant et tournent sur eux-mêmes ; quelquefois, au moment où ils semblent se diriger en avant vers un but, on les voit tout à coup faiblir sur leur train de derrière et se renverser en arrière ; leurs mouvements sont pleins d'incertitude. »

Ne trouvons-nous pas là les phénomènes qui signalent le début de l'administration des anesthésiques ? N'a-t-on pas le droit de se demander si l'insensibilité n'aurait pas été obtenue en prolongeant plus longtemps l'action du chloroforme sur un seul poumon ? De pareils faits, en un mot, ne sont-ils pas contradictoires avec la théorie que défend l'auteur ?

Et puis comment expliquer l'anesthésie qui se produit, indépendamment de l'appareil respiratoire, à la suite de l'ingestion de l'alcool ou du chloroforme dans l'estomac ? Peut-on l'attribuer, avec Faure, à ce que l'agent anesthésique produit dans le réseau vasculaire de cet organe des coagulums qui, emportés par la circulation vers les poumons, y déterminent un état d'engorgement et une ischémie générale ?

---

(1) Faure, *Des caractères généraux de l'asphyxie* (*Arch. gén. de médecine*, t. 7).

Nous ne le croyons pas ; du reste, la théorie de Faure n'est plus admissible depuis que la présence de l'alcool dans le sang a été démontrée par les recherches de **L. Lallemand** et **Perrin**.

Il faut, avant tout, s'entendre sur ce que l'on désigne sous le nom d'*asphyxie*, car les définitions qui figurent dans les auteurs sont loin d'être d'accord à ce sujet.

Si, comme plusieurs physiologistes et pathologistes l'ont fait depuis Pinel, on rapporte à l'asphyxie tous les genres de mort occasionnés par un trouble ou par une suppression quelconque de la fonction respiratoire, il est évident que la mort par chloroformisation et par ivresse doit être rapportée à l'asphyxie ; car l'agent anesthésique modifie et anéantit, par l'intermédiaire du bulbe, indirectement, il est vrai, la fonction respiratoire.

Mais, si on entend par ce mot la mort qui est due essentiellement à un défaut d'oxygénation du sang, consécutif à un arrêt suffisamment prolongé de la fonction respiratoire, comme l'a fait Bichat, — définition acceptée et défendue récemment par P. Bert (1), — il est impossible de considérer les accidents mortels survenus sous l'influence de l'alcool et des anesthésiques comme des phénomènes asphyxiques.

« Sans doute, dit **P. Bert** (2), les symptômes généraux présentent dans les deux cas des analogies nombreuses, mais il y a la différence capitale sous ce rapport, que dans un cas l'hématose cesse, et que dans l'autre elle continue. » Aussi, c'est à l'action directe des vapeurs anesthésiques que ce physiologiste attribue les troubles survenus dans l'économie pendant l'anesthésie ; pour lui, c'est la suspension des échanges respiratoires qui constitue réellement l'asphyxie. » En un mot, ajoute-t-il, l'empoisonnement par le chloroforme, l'éther, etc., ressemble à l'asphyxie, mais ce n'est pas l'asphyxie. »

Nous concluons donc en disant :

---

(1) P. Bert, *Nouveau Dictionnaire de médecine et de chirurgie pratiques*, t. 3, p. 547.

(2) *Loco citato.*

L'asphyxie est une mort par le sang, apparaissant comme conséquence directe de la mort par les poumons.

L'anesthésie est une mort par le système nerveux, atteint par l'anesthésique dans son fonctionnement, et déterminant les désordres et l'arrêt de la respiration et de la circulation.

C'est ce qu'avait reconnu Flourens aux premiers jours de la découverte de l'éthérisation : « Il y a, disait-il, un rapport réel, une analogie marquée entre l'éthérisation et l'asphyxie. Mais, dans l'asphyxie ordinaire, le système nerveux perd ses forces sous l'influence du sang noir, du sang privé d'oxygène; et dans l'éthérisation, le système nerveux perd d'abord ses forces sous l'action directe de l'agent singulier qui la détermine. C'est là qu'est la différence (1). »

Quant à la mort subite, qui, comme nous l'avons vu, survient quelquefois sous l'influence des anesthésiques, nous adoptons l'opinion de Lallemand et Perrin, qui admettent pour l'expliquer une suspension momentanée, un épuisement soudain de l'innervation, tantôt dû à une sorte de sidération du système nerveux sous l'influence d'une violente perturbation dynamique, tantôt consécutif à un arrêt des battements du cœur, à une syncope.

IIe PARTIE.

—

APPLICATIONS A L'HYGIÈNE.

I. — *Du rôle de l'alcool dans l'alimentation.*

§ 1. Les fâcheux effets de l'alcoolisme reconnus et décrits depuis longtemps, les accidents nombreux et les tristes infirmités qui accompagnent et suivent l'abus des spiritueux en général, le tableau sombre et lugubre que forme toute cette pathologie alcoolique, où figurent les maladies les plus diverses, les plus étranges et les plus épouvantables, ont singulièrement contribué à faire considérer

____

(1) Flourens, *Comptes rendus de l'Académie des sciences,* 1847, t. 24, p. 343.

l'alcool comme un fléau plus redoutable que le choléra et la peste, dont les épidémies ne sévissent qu'à certains moments sur l'humanité, tandis que lui fait continuellement de nombreuses victimes.

Quand, malgré ses dangers et ses propriétés toxiques, on a vu l'usage de ce liquide se généraliser et descendre jusque dans les basses classes de la société, on l'a considéré comme l'aliment de la paresse et de la débauche.

Sans vouloir enlever à l'alcool ce triste privilége, nous voulons insister ici sur le rôle véritablement utile et honorable qu'il possède en hygiène comme aliment du travail et de la pauvreté. Ce côté, qui a été presque complétement négligé par la plupart des auteurs, est trop important pour que nous le passions sous silence.

Ici-bas, tout a sa raison d'être; et sans vouloir excuser l'extension et les rapides progrès de l'alcoolisme, sans songer le moins du monde à justifier ces doses effrayantes et incalculables de spiritueux qui se consomment dans les grands centres manufacturiers et dans les cités populeuses, nous dirons qu'il n'y a pas seulement que l'oisiveté et la débauche, mais qu'il y a encore le travail et la misère qui profitent des propriétés énergiques de l'alcool.

§ 2. « Il y a un fait qui a dû frapper de bonne heure l'esprit de ceux qui s'occupent d'économie sociale et d'hygiène publique, disions-nous dans notre travail sur les *aliments d'épargne* (1), c'est que dans les pays où l'homme est soumis à un travail excessif, tout en étant forcément restreint dans son alimentation, il introduit dans son régime ordinaire, par une sorte d'instinct physiologique non raisonné, une substance qu'il recherche et qu'il préfère entre toutes, bien que l'analyse chimique démontre en elle des propriétés nutritives faibles et insuffisantes, et cela malgré les avertissements de la science, malgré les lois et les préceptes de l'hygiène, qui a signalé depuis longtemps les maladies, les infirmités et les dangers fatalement liés à l'abus de chacun de ces aliments de prédilection.

« L'Europe, qui est la contrée la plus intelligente, la

____

(1) *Loc. cit.*, p. 78 et suiv.

plus civilisée et la plus active du globe, est en même temps celle où se fait la plus grande consommation de ces substances, recherchées par l'ouvrier et par le manœuvre, surtout dans les grands centres de commerce et d'industrie. Parmi celles-ci, la plus commune et la plus répandue dans nos *contrées est sans contredit l'alcool, qui sous des formes innombrables (eau-de-vie, rhum, wisky, etc.) et dans les combinaisons les plus variées (vins, bière, cidre, poiré, etc.), se consomme sur une vaste échelle dans tous les États européens et surtout parmi les populations les plus laborieuses et les plus actives (Français, Anglais).

A côté de l'alcool, deux autres boissons se sont introduites dans l'alimentation journalière : nous voulons parler du café et du thé, qui, bien que nouveaux venus en Europe, n'y sont pas moins l'objet d'une consommation déjà considérable. Il en est de même du chocolat, employé surtout en Espagne et en Italie, tandis que la France, l'Allemagne, la Suède et la Turquie se délectent avec le café, et la Hollande, la Russie et l'Angleterre avec le thé ; tandis que les populations misérables de l'Irlande emploient l'écorce de cacao, qui provient des moulins à chocolat de l'Italie et de l'Espagne, pour se procurer cette boisson chaude qu'elles recherchent et préfèrent à toute autre.

« L'Asie éprouve le même besoin, dit Johnston, et elle le satisfait depuis longtemps de différentes manières. Le café, indigène de l'Arabie ou des contrées adjacentes, a suivi la bannière du prophète, dans toutes les parties de l'Asie et de l'Afrique où la fausse croyance a triomphé. Le thé, produit de la Chine, s'est répandu spontanément dans les contrées montagneuses de l'Himalaya, sur les plateaux de la Tartarie et du Thibet, et dans les plaines de la Sibérie... A Sumatra, la feuille du café fournit le thé favori de la population à peau brune. »

En Afrique, le musulman n'endure la privation du vin, qu'en faisant abus de café, de tabac et d'opium ; il fait fermenter le lait de ses juments et se délecte avec le *koumiss*.

En Amérique, outre l'alcool qui, sous ses différentes formes, s'importe d'Europe ou se fabrique dans le pays même, il y a un certain nombre de boissons privilégiées.

Comme en Europe, ces boissons diffèrent suivant le pays que l'on considère. Ainsi, tandis que dans l'Amérique centrale les Indiens pur sang et les créoles de races européennes plus ou moins mélangées s'en tiennent à leur ancien chocolat, dans l'Amérique méridionale, c'est le thé du Paraguay, ou le maté qui est le breuvage de prédilection ; parmi les tribus indigènes de l'Amérique septentrionale, c'est le thé des Apalaches, le thé Oswéga, le thé Salvador, etc.; au Pérou, au Paraguay, dans la Bolivie, c'est la coca; dans les États-Unis, à la Floride, à la Géorgie, et dans toutes les îles des Indes occidentales, les races européennes s'en tiennent à leur café favori, tandis qu'au nord des États-Unis et dans les provinces britanniques, le thé de Chine est d'un usage quotidien et constant (Johnston).

« Il n'y a pas jusqu'à l'habitant du pôle qui se procure une boisson stimulante parmi les champignons qui poussent dans ces régions glacées... »

§ 3. « Pourquoi cet usage général, pourquoi cette consommation croissante dans tous les pays du monde? pourquoi plus de 600 millions d'individus de l'espèce humaine font-ils usage d'alcool? pourquoi plus de 500 millions boivent-ils du thé? pourquoi plus de 100 millions boivent-ils du café; environ 50 millions, du chocolat, plus de 15 millions du maté, plus de 10 millions de la coca?

« Est-ce que cela n'indique pas un besoin réel, dont il faut pourtant se rendre compte ? Pourquoi l'emploi de la plupart de ces breuvages se propage-t-il avec tant d'insistance et de succès parmi les populations ouvrières, parmi les classes laborieuses et principalement dans nos grandes cités? »

Il se rapporte évidemment à un avantage quelconque qu'il est utile de faire ressortir, au milieu de tous les inconvénients et de toutes les infirmités qu'entraîne fatalement leur abus.

Certes, nous ne doutons pas, et à ce point de vue nous sommes d'accord avec les hygiénistes modernes, que l'eau-de-vie exerce en raison de la concentration de l'alcool qu'elle contient, une action beaucoup plus nuisible à l'or-

ganisme que celle du vin, de la bière et autres boissons
fermentées. Mais, comme le faisait remarquer dès 1838 et
avec tant de raison le d^r Ch. Rœsch (1), une question plus
importante est de savoir « si le pauvre journalier qui,
dans l'état actuel des choses, manque des moyens nécessaires pour se procurer du vin, de la bière ou du cidre, ne
peut pas recourir à une gorgée d'eau-de-vie pour se ré-
chauffer, se ranimer, s'égayer un peu ou du moins étourdir
sa faim. »

« Ce problème, ajoute le savant hygiéniste, mérite toute
l'attention de ceux qui, par un excès de zèle pour le bien
physique et moral de leurs frères, voudraient que l'eau-de-
vie fût bannie *sur-le-champ* du régime des gens du peuple
et reléguée dans les pharmacies. »

§ 4. Nous avons vu que l'alcool constitue au plus haut
degré un excitant de l'apparail cérébro-spinal, et que son
influence dans l'organisme se traduit : 1° par une suractivité
dans les fonctions de la vie de relation, auxquelles il
transmet de la force, aussi bien que le fait un courant électrique, selon l'expression de Gubler ; d'où son action comme
dynamophore.

2° Par une dépression dans les fonctions de la vie organique ou végétative ; d'où son action comme agent
d'épargne ou antidéperditeur.

Nous allons nous appuyer sur ces données précieuses,
fournies par l'expérimentation physiologique, pour en tirer
des conséquences nombreuses et intéressantes, au point de
vue du rôle important que jouent les boissons alcooliques
en hygiène , et de leur utilité dans l'alimentation publique.

II. — *Utilité de l'alcool comme dynamophore ; excitation à*
la veille et au travail intellectuel.

§ 1. Il est démontré aujourd'hui que l'aptitude à agir et
à fonctionner est essentiellement subordonnée dans le cer-

(1) Ch. Rœsch, *De l'abus des boissons spiritueuses.* In *Annales d'hy-*
giène et de médecine légale, t. 20, p. 283.

veau, comme dans les nerfs, comme dans les muscles, à l'influence du sang oxygéné sur l'élément vivant, et que cette influence s'anéantit dès que le sang ne se renouvelle plus, soit qu'il cesse de parvenir aux centres nerveux, d'où *anémie*, soit qu'il stagne dans le cerveau, d'où *congestion* de cet organe.

Il y a donc lieu de considérer l'état de sommeil comme devant être rattaché, tantôt à l'anémie des centres nerveux, c'est le *sommeil physiologique*, tantôt à la congestion de ces centres, c'est le *sommeil pathologique*, qui peut être aussi causé dans quelques cas par l'anémie cérébrale.

Du moment que les conditions étiologiques du sommeil sont multiples, il semble que les agents auxquels on a recours pour le retarder, le diminuer ou le combattre, doivent être différents, suivant que l'on a affaire au sommeil *anémique* ou *congestif*. Il n'en est rien; ces deux indications, contraires en apparence, dont la première consisterait à produire une hypérémie et dont la seconde consisterait à lever l'obstacle qui s'oppose au cours du sang dans l'appareil nerveux, se réduisent en réalité à une seule, à activer la circulation cérébrale.

C'est donc aux excitants de la circulation qu'il faut recourir, quand on cherche des agents propres à prolonger la veille et à combattre le sommeil.

§ 2. Or, comme nous l'avons démontré, l'alcool à doses modérées excite la circulation et détermine l'hypérémie des centres nerveux, état qui correspond à la première période de l'ivresse.

Indépendamment de cette action indirecte ou mécanique, due aux modifications que l'alcool détermine dans la circulation cérébrale, nous avons vu que ce liquide exerce, en outre, une action directe ou dynamique sur les éléments nerveux, action qui se traduit par de la stimulation des fonctions intellectuelles, sensitives et motrices, après son ingestion à doses faibles et modérées.

Il serait superflu d'insister ici sur cette exaltation des fonctions cérébro-spinales, bien suffisante pour expliquer l'énorme consommation des boissons spiritueuses à une époque caractérisée comme la nôtre par une activité incroyable et par une concurrence vitale effrénée.

« Le vin réjouit le cœur, dit Rœsch (1), il ranime le vieillard, il relève l'âme de l'homme abattu par les soucis, il rend le courage à celui qui désespérait de tout, il déploie l'esprit, il allume le feu du sentiment dans la poitrine du poëte. Plus d'une heure de jouissance, plus d'une pensée joyeuse, plus d'une noble résolution, plus d'une action généreuse, plus d'un poëme éclatant lui doivent incontestablement naissance.

> *Impetus ille sacer qui vatum pectora nutrit,*
> *Qui prius in nobis esse solebat, abest.*

« C'est ainsi qu'Ovide s'exprimait dans l'exil quand le vin lui manquait. »

Dans les temps modernes, il n'a pas été rare de voir le savant, l'homme de cabinet, le philosophe, recourir aux boissons alcooliques ou aux infusions stimulantes pour consacrer au travail de la pensée de nombreuses veilles et même de longues nuits.

Et si, de nos jours, nous voulions invoquer des exemples à l'appui de ces faits, nous n'aurions pas de peine à citer tel grand auteur dramatique ou tel célèbre compositeur qui demande aux boissons spiritueuses l'excitation de l'intelligence, la facilité des pensées, la rapidité et l'originalité des conceptions.

A la suite d'expériences longues et minutieuses et d'observations faites sur lui-même, en se soumettant pendant plusieurs mois à une nourriture constituée exclusivement de pain arrosé alternativement de vin, de café et de thé, Rambosson (2) fit jouer un très-grand rôle au genre d'alimentation et à la nature des ingestes employés par l'homme dans le développement de ses facultés morales et de ses qualités physiques. Il fut ainsi conduit à considérer les

---

(1) *Loc. cit.*, p. 270.
(2) *Influence des aliments sur le système nerveux,* notes à l'Académie des sciences, 1866 et 1867.— *Les Lois de la vie et l'art de prolonger ses jours.* Paris, 1871.

boissons spiritueuses et, principalement le vin, comme favorisant en nous l'explosion des sentiments généreux, l'expansion, la bienveillance, tandis que le café pousserait au contraire à des sentiments froids, maussades, égoïstes. Tout en accordant aux curieuses recherches de Rambosson l'intérêt et l'importance qu'elles méritent, nous trouvons qu'elles reposent sur des impressions beaucoup trop vagues et sur des sensations trop individuelles pour qu'on puisse en tirer des conclusions pratiques et véritablement scientifiques.

III. — *Utilité de l'alcool comme antidéperditeur.*

§ 1. Après ce que nous avons dit de l'action si évidente de l'alcool comme modérateur de la désassimilation, nous n'avons pas de peine à faire comprendre son utilité et le rôle important qui lui est assigné en hygiène, comme aliment d'épargne ou antidéperditeur.

C'est à juste titre qu'il a sa place marquée dans les nombreux approvisionnements destinés aux armées en campagne, aux populations exposées à la disette ou à la famine, et surtout aux places fortes menacées d'un long siége et d'un cruel investissement.

Tout en faisant la part de la pernicieuse influence qu'il possède certainement quand il est distribué sans précaution et sans mesure, au milieu des armées et des populations assiégées, toujours trop enclines à un usage immodéré des boissons excitantes (1), nous ne pouvons méconnaître son utilité et les services importants qu'il peut rendre en qualité d'antidéperditeur.

On s'est beaucoup ému, surtout dans ces derniers temps, des pernicieux effets causés par l'abus des boissons alcooliques ; on a surtout insisté sur les nombreux cas d'alcoolisme qui ont été relevés dans les hôpitaux pendant le siége de Paris.

C'est à l'usage immodéré des spiritueux qu'on a rapporté en partie la mortalité excessive qui a frappé la population

---

(1) Jeannel, *Communication à l'Académie de médecine sur les moyens de répression de l ivrognerie dans l'armée.* 1871.

et l'armée investies dans la capitale, pendant 5 mois d'un hiver rigoureux et terrible et au milieu des plus dures privations.

On a même été jusqu'à attribuer à l'alcoolisme le grand nombre d'insuccès enregistrés par la plupart des chirurgiens dans leurs opérations à la suite de blessures légères et peu graves (1).

Nous nous demandons si la mortalité d'une population en proie au froid, à la faim, au découragement et aux émotions les plus douloureuses et les plus accablantes, n'aurait pas été encore plus grande, si cette agglomération de soldats campés dans la neige sous les murs de Paris, mal vêtus et mal nourris; si la population civile elle-même composée en grande partie de vieillards, de femmes et d'enfants engourdis par le froid et soumis à une alimentation rationnée considérablement (300 grammes de pain, 20 à 30 grammes de viande de cheval par jour), avaient été privées de toute boisson alcoolique et de toute liqueur spiritueuse.

§ 2. Tout en déplorant les nombreux cas d'ivresse dont nous avons eu l'exemple sous nos yeux, et l'abus des boissons spiritueuses auquel se livraient certains individus, au milieu des privations et des souffrances communes, nous n'avons pas ressenti aussi complétement, nous l'avouons, ce sentiment d'horreur et d'indignation qui a poussé la plupart des médecins et des hygiénistes à une guerre acharnée contre l'alcool, pendant les tristes phases du siége de Paris.

Comme on le verra plus loin dans la partie de notre travail où nous étudions l'emploi de l'alcool en thérapeutique, les nombreuses observations que nous avons prises à cette époque sur les malades auxquels nous avons administré largement les spiritueux et les excitants, montrent les résultats satisfaisants que nous avons alors obtenus de l'emploi de la médication alcoolique.

Ajoutons que les boissons spiritueuses, qui n'ont jamais

---

(1) Verneuil, *De la gravité des lésions traumatiques et des opérations chirurgicales chez les alcooliques.* (*Communication à l'Académie de médecine.*) Paris, 1871.

manqué à la population parisienne pendant le siége de 1870-71, ont été une précieuse ressource, principalement dans la dernière période de l'investissement. Combien de personnes, surtout dans la classe pauvre, réduites alors à un régime indigeste et insuffisant, composé de pain grossier et malsain et de poisson salé ou de conserves dégoûtantes, ont pu résister à la maladie et à la famine, grâce aux vins généreux et aux boissons aromatiques (café, thé) dont elles faisaient usage ! Combien d'estomacs délicats ne pouvaient alors supporter d'autres nourritures ! Nous connaissons une pauvre mère qui put sauver son nouveau-né et l'allaiter pendant les cinq dernières semaines du siége, tout en ne se nourrissant que de vin chaud. Pour bien des vieillards, cette boisson constituait toute l'alimentation, c'était la principale pour tout le monde.

Il y a quelques années, on voyait la syphilis partout et on considérait le virus vénérien comme la source des maladies les plus variées et des infirmités les plus différentes, qui venaient se présenter dans les asiles et dans les hôpitaux à l'œil investigateur du clinicien.

Maintenant c'est l'alcoolisme qui domine la scène morbide, comme condition étiologique des affections dont l'origine reste obscure ou inexpliquée. Les *alcoolophobes* ont remplacé les *syphilophobes*. N'y a-t-il pas un peu d'exagération parmi les accusations terribles et multipliées qui sont formulées chaque jour contre l'alcool ?

Nous posons la question sans y répondre. Il serait peut-être un peu trop téméraire de vouloir résoudre ici l'important problème que la science discute encore en ce moment.

Le procès de l'alcoolisme a commencé depuis plusieurs années et se continue encore aujourd'hui. Avant de prononcer la condamnation d'une boisson aussi usitée et aussi répandue que l'eau-de-vie, ce serait suivre, croyons-nous, une mauvaise méthode que de dédaigner les avantages qu'elle présente et les services qu'elle rend et qu'elle peut rendre encore pour montrer avec plus d'évidence ses dangers et ses inconvénients.

IV. — *Utilité de l'alcool comme aliment d'épargne dans les classes pauvres.*

§ 1. Dans notre ouvrage sur les *Aliments d'épargne*, nous avons insisté sur l'insuffisance habituelle de l'alimentation dans les classes pauvres et principalement chez les ouvriers, comparativement au travail de ces derniers. Adoptant les chiffres donnés par de Gasparin (1) pour représenter la ration d'entretien de l'homme (12 gr. 51 d'azote et 264 gr. 06 de carbone, qui correspondent à un travail effectué de 82,728 kilogrammètres) nous avons démontré qu'un ouvrier, qui fait en moyenne 133,810 kilogrammètres comme travail extrême, doit avoir une ration supplémentaire représentée par 19 gr. 4 d'azote et 417 gr. 02 de carbone, quantités qui, ajoutées à sa ration d'entretien, forment un total de 31 gr. 9 d'azote et 681 gr. 08 de carbone.

En présence de ces chiffres, dont la détermination repose sur les données de la science, nous présentons le tableau suivant, où nous avons groupé, d'après E. Smith (2), Payen (3) et de Gasparin, l'analyse des rations habituelles aux travailleurs dans les principales contrées de l'Europe :

Travailleurs dans les principales contrées de l'Europe :

	Azote.	Carbone.
	gr.	gr.
Ouvrières de Londres.	8,79	212,00
Ouvriers de la Grande-Bretagne (moyenne).	13,92	317,26
Ouvriers les mieux nourris	26,00	379,43
Ouvr. agriculteurs des fermes de V..ucluse.	22,15	502,27
Idem, du canton de Vaud.	27 84	496,27
Laboureur du Nord.	31,30	710,52
Agriculteur de la Corrèze.	24,26	710,60
Ouvrier de Lombardie.	27,60	604,60
Ouvrier irlandais.	18,50	669,80
Ouvrier anglais employé au chemin de fer de Rouen.	31,90	484,10

(1) *Cours d'agriculture*, t. 5.
(2) *Proceedings of the royal Society*, 9.
(3) *Précis des substances alimentaires.* 1863, p. 505 et suiv.

Tels sont les chiffres qui représentent en réalité l'alimentation habituelle du manœuvre et de l'ouvrier. Quand on les compare à ceux que nous avons établis plus haut, et qui représentent les proportions d'azote et de carbone indispensables au régime de l'individu qui travaille, on constate un déficit considérable, principalement pour les analyses faites par E. Smith en Angleterre.

Les chiffres donnés par Payen et de Gasparin sont, il est vrai, plus élevés; mais cela tient à ce que ces derniers observateurs ont porté leurs investigations sur le régime des ouvriers des campagnes et non sur celui des ouvriers des grandes villes et des manufactures.

Nous ne doutons pas que les résultats de leurs analyses faites chez ces derniers aient été beaucoup plus tristes et plus désespérants. « Il y a bien peu d'ouvriers, en effet, dans les fabriques et dans les ateliers des grandes villes, qui aient un régime comparable à celui des agriculteurs, en général abondamment pourvus de pois, de pommes de terre, de lard, d'huile, de vin, de fromage, etc., comme le montrent, du reste, les tableaux contenus dans l'ouvrage de Payen (1). Réduits le plus souvent à prendre leur nourriture dans des restaurants à des prix très-modérés, ou vivant dans leur ménage, et recevant alors, à leur repas, des mets préparés à la hâte et souvent de mauvaise qualité, ceux-là ont une ration alimentaire bien inférieure en quantité et en qualité à celle du travailleur des champs (2). »

§ 2. Il est donc évident que l'alimentation habituelle de l'ouvrier ne renferme pas les matériaux suffisants pour subvenir à son entretien et aux pertes excessives auxquelles il est soumis, en vertu du travail même qu'il exécute.

Mais il a à sa disposition deux moyens pour suppléer à l'insuffisance de son régime :

1° C'est d'exciter son système nerveux, qui commande et règle l'effort,

---

(1) *Loc. cit.*, p. 505.
(2) *Effets physiologiques et thérapeutiques des aliments d'épargne.* Mém. cité, p. 75.

2° Et d'augmenter la résistance des éléments de son organisme, contre la fatigue, en les rendant plus stables, en ralentissant leur usure et en diminuant leurs pertes.

Comme nous l'avons vu, les aliments dynamophores ou antidéperditeurs remplissent précisément cette double indication.

Quoi de plus naturel alors que l'extension prodigieuse et la consommation immense de ces précieux agents, qui, tout en déterminant dans le système nerveux de la vie animale une excitation vive et soudaine, mais passagère et momentanée, font sentir également leur influence du côté du système végétatif, en enrayant la décomposition des organes et des tissus, en diminuant leurs déperditions et leurs déchets : sortes de serre-freins appliqués au tourbillon dans lequel sont entraînés les éléments vivants !

§ 3. Ce qui prouve que c'est bien là une nécessité et non une coutume imposée par le plaisir, la mode ou l'oisiveté, c'est que, comme nous l'avons dit, nous trouvons ce moyen employé partout où sont accouplés le travail et la misère, ces deux compagnons qui vont si bien ensemble ; il y a toujours un aliment antidéperditeur, une boisson d'épargne introduite dans l'alimentation des individus ; seulement elle diffère : parmi nos ouvriers européens c'est l'alcool sous ses différentes formes (eau-de-vie, vins, bières, etc.), le café, le thé ; parmi les Indiens qui travaillent jour et nuit dans les mines du Pérou et de la Bolivie, c'est la coca ; parmi les naturels exposés à des fatigues excessives dans l'Amérique centrale, c'est le maté.

Qu'on nous permette d'ajouter : sur le but commun de l'emploi de ces substances, nous ne nous trompons pas, car elles agissent toutes de la même façon sur l'organisme. Toutes, aussi bien que l'alcool, méritent le titre d'*antidé-nourrissantes;* nous les avons expérimentées sur nous-même, et d'après les analyses d'urines que nous avons faites après leur ingestion, suivant la méthode indiquée plus haut, nous avons déterminé leur pouvoir antidéperditeur dans l'ordre suivant, établi sur la diminution plus ou moins grande des principes urinaires (urée, acide urique, matière solides, etc. (1) :

> Alcool,
> Coca,
> Café,
> Thé,
> Maté.

S'il fallait invoquer des exemples tirés de l'hygiène, à l'appui de nos idées, nous citerions : ces pauvres mineurs belges, dont l'alimentation peu substantielle et peu abondante en apparence, bien insuffisante en azote et presque exclusivement végétale, composée d'une faible quantité de pain et de pommes de terre, soutient l'organisme pendant les rudes travaux auxquels ils sont soumis, grâce à l'infusion de café ajoutée chaque jour à leur régime (de Gasparin) (2); nous rapporterions les observations faites par des voyageurs dignes de foi (Unanué) (3), Tschudy (4), Moreno y Maïz (5), etc., sur les Indiens de l'Amérique méridionale, qui, grâce à leur ration de coca, exécutent les voyages les plus longs et les plus pénibles, et se livrent dans les mines à des travaux presque continuels.

Et sans aller si loin, ne voyons-nous pas chez nous ces ouvriers pâles et amaigris, dont les types sont si communs dans les ateliers? Leur constitution est délabrée; leur organisme souffreteux et malingre semble être près de succomber à la peine, bien qu'il doive supporter longtemps encore les plus grandes fatigues et les plus rudes épreuves. Et pourtant, l'alimentation habituelle de ces gens est bien insuffisante et bien misérable; souvent elle ne se compose

---

(1) Voyez mon travail *sur les aliments d'épargne*, p. 198.

(2) A. de Gasparin, *Sur le régime alimentaire des mineurs belges* (*Comptes rendus de l'Académie des sciences*, t. 30, 1850).

(3) H. Unanué, *Diserlacion sobre el aspecto, cultivo, commercio y virtudes de la famosa planta del Peru nombrada coca*. Lima, 1794.

(4) Tschudy (J. J. von), *Reiseskizzen aus Peru*, in den Jehren 1838-42, t. 2. Saint-Gallen, 1846.

(5) Moreno y Maïz, *Recherches chimiques et physiologiques sur l'Erythroxylum coca*, thèse de Paris, 1868.

que de végétaux ; quelquefois c'est un peu de fromage, un fruit quelconque, un peu d'ail et un morceau de pain ; presque jamais de viande.

Combien y en a-t-il qui doivent à la goutte d'eau-de-vie du matin l'ardeur avec laquelle ils se mettent à l'ouvrage interrompu la veille, quand le soir amène cet accablement et cette lassitude qu'un sommeil tranquille et réparateur a quelquefois de la peine à dissiper ; combien doivent au verre de vin qu'ils prennent à leur repas ce soulagement et ce sentiment de bien-être et d'énergie qui suivent l'ingestion des boissons alcooliques, et qui ont pour effet, chez le travailleur, de dissiper cette courbature et ce brisement des membres, que la fatigue corporelle entraîne avec elle !

Cette heureuse influence, l'alcool ne la doit pas seulement à son action dans l'économie comme aliment d'épargne ou antidéperditeur ; il faut la rapporter en même temps à ce qu'il constitue une boisson essentiellement favorable au travail musculaire, comme nous allons le démontrer dans les lignes suivantes.

V. — *Influence de l'alcool sur le travail musculaire.*

§ 1. L'élément organique qui travaille le plus et qui par conséquent s'use le plus rapidement chez l'ouvrier, c'est la fibre musculaire.

Celle-ci possède, comme tous les tissus de l'économie, ses aliments spéciaux ou de prédilection, qui servent soit à son entretien, soit à son fonctionnement.

1° D'abord elle respire, c'est-à-dire qu'elle absorbe de l'oxygène et exhale de l'acide carbonique (Matteuci, Andral et Gavarret, Cl. Bernard, E. Smith, etc.).

2° Elle constitue un outil qui utilise la chaleur fournie par l'oxydation des aliments, en la transformant en force et en mouvement. Aussi, elle emploie surtout pour sa *consommation* les aliments doués d'un pouvoir calorifique considérable, c'est-à-dire les hydrocarbures et les matières grasses, plus spécialement propres au développement de la force musculaire (Moritz Traube, Mayer, Fick et Wislicenus, Frankland, etc.).

3° Enfin, elle a besoin, pour son propre *entretien*, d'une certaine quantité d'azote, qui lui est fournie par les aliments albuminoïdes (Liebig, Parkes) (1).

§ 2. Cela posé, nous pouvons déterminer le rôle des alcooliques dans la contraction des muscles et dans la production des mouvements :

Dubois-Reymond (2) a démontré, dans une série de recherches intéressantes, que le suc musculaire, neutre à l'état normal et au repos, devenait acide sous l'influence de la contraction du muscle. Il est évident, en effet, que la fibre musculaire absorbant de l'oxygène quand elle travaille, sa substance, habituellement neutre, doit de plus en plus tendre à devenir acide. Aussi, Dubois-Reymond a donné aux produits qui se développent alors (phosphate acide de potasse, acide lactique, etc.) le nom d'*agents de la fatigue musculaire*.

S'appuyant sur ces faits, Jung (3) attribue à l'alcool, en vertu de son affinité pour l'oxygène, la propriété de soustraire à l'action comburante de ce gaz les éléments musculaires, d'empêcher la formation des produits acides, et de conserver au muscle son activité.

Nous n'avons pas besoin d'insister longuement pour montrer combien l'explication de Jung est hasardée.

D'abord, la théorie de Dubois-Reymond, sur laquelle elle se fonde, nous semble peu solide : car, s'il est vrai que les muscles présentent, après leur contraction, une réaction acide, on ne peut légitimement déduire de ce seul fait que la fatigue musculaire est une conséquence de cette acidité ; ce point reste complétement à démontrer.

Et puis, en admettant que la théorie de Dubois-Reymond soit vraie, nous ne voyons pas comment Jung peut en tirer cette conséquence, que l'alcool, tout en soustrayant à la fibre musculaire l'agent qui préside à sa contraction, c'est-

---

(1) Voyez A. Marvaud, mém. cité, p. 42 et suiv.
(2) *Annales de chimie et de physique*, t. 30.
(3) *Loc. cit.*, p. 28.

à-dire l'oxygène, peut favoriser l'énergie et l'activité des mouvements qu'elle exécute.

§ 3. Mieux vaut attribuer à l'alcool une influence complexe. Nous croyons qu'il exerce un triple rôle comme agent favorable à la contraction musculaire.

1° Il agit d'abord à titre d'excitant du nerf moteur, et cette excitation, analogue à celle du courant galvanique, facilite et augmente la contraction des muscles.

2° En agissant comme antidéperditeur et en diminuant la proportion d'urée éliminée par les sécrétions rénales, il rend plus stables et plus durables les éléments azotés des muscles, les empêche de s'user aussi rapidement et de se décomposer aussi vite et produit dans le sang l'accumulation de l'azote, provenant soit de cette décomposition, soit des aliments, et nécessaire à l'entretien et à la réparation des fibres contractiles.

3° En se détruisant dans le sang, quelles que soient du reste les altérations qu'il éprouve, il constitue une source de chaleur (l'on sait que la chaleur est la condition *sine qua non* de tout travail et de tout mouvement) et fournit à la fibre musculaire l'oxygène dont elle a besoin pour sa consommation.

Nous disons que l'alcool est une source de chaleur pour l'économie. Cette opinion doit sembler bien étrange, après ce que nous avons démontré plus haut, à savoir que l'ingestion de ce liquide est suivie d'un abaissement assez notable de la température organique. Comment expliquer cette contradiction? Par ce fait que la chaleur produite par la décomposition de l'alcool est tout entière consommée par le surcroît d'énergie et d'activité que cette substance imprime au système nerveux cérébro-spinal et par son intermédiaire aux principales fonctions de la vie de relation.

L'alcool est bien, en effet, une source de chaleur pour l'économie, mais une source de chaleur insuffisante, comparativement à la grande proportion de calorique dont il détermine la transformation en force, par suite de la stimulation qu'il produit dans les centres nerveux et dans les appareils qui en dépendent.

Si donc l'on reconnaît, avec nous, comme le démontrent du reste les derniers résultats de la science, que l'élément nerveux, comme l'élément musculaire n'exerce son action qu'en consommant de la chaleur, et que la force vitale n'est qu'une forme sous laquelle se manifeste le calorique inhérent aux éléments organiques, il ne répugnera pas d'admettre que l'influence anticalorifique de l'alcool, indiquée par le thermomètre dans nos expériences, n'est qu'apparente et que cette substance, tout en produisant du calorique, grâce à la grande quantité de carbone et d'hydrogène qu'elle contient, détermine pourtant, après son ingestion, un refroidissement dû à la consommation considérable de la chaleur nécessaire au travail exagéré des éléments vivants.

IIIᵉ PARTIE.

APPLICATIONS A LA THÉRAPEUTIQUE.

I. — *Emploi de l'alcool en médecine et en chirurgie.*

§ 1. Nous ne voulons point présenter une énumération complète des nombreuses affections dans lesquelles, à tort ou à raison, a été préconisé l'alcool ; nous nous contenterons de faire une excursion rapide dans le vaste champ de la pathologie et dans le riche domaine de la clinique, pour réunir les faits les plus remarquables et les observations les plus probantes, capables de constituer le rôle thérapeutique de l'agent que nous étudions.

Quant aux propriétés, encore fort contestées et souvent bien énigmatiques, qu'on lui attribue dans des affections dont on ignore la nature, et qui découragent le clinicien par leur résistance à toute intervention thérapeutique et leur constante incurabilité, nous les mentionnerons simplement et ne les discuterons pas.

Mais, avant d'entrer en matière, nous croyons utile de faire une simple profession de foi sur la méthode qui nous semble préférable dans l'étude d'une substance médicamenteuse.

Il y a deux assises sur lesquelles l'action thérapeutique d'un médicament doit être établie :

1° L'*expérimentation physiologique;*
2° L'*observation clinique.*

1° La première, l'expérimentation physiologique, doit précéder tout essai thérapeutique ; elle doit partout et toujours renverser et remplacer l'*empirisme,* qui a dominé si longtemps la pratique médicale, et dont nous trouvons encore des traces dans l'application des substances médicamenteuses que nous soumettons maintenant au contrôle expérimental.

En faisant connaître les effets de ces substances sur l'organisme sain, elle a acquis, il faut le reconnaître, dans ces derniers temps, une importance bien considérable. Ses principes sont les suivants :

A) Le médicament agit de la même manière sur l'organisme sain et sur l'organisme malade.

B) L'action curative de telle ou telle substance résulte de son action physiologique (1).

2° Quant à la seconde, l'*observation clinique,* elle contrôle les résultats de la première, elle les met en pratique et les utilise sur l'homme malade ; elle les approprie aux besoins et aux exigences de tel ou tel organe atteint dans son fonctionnement, ou les dirige contre les atteintes et les ravages de tel ou tel élément morbide qui frappe l'économie.

Toutes les deux sont utiles et indispensables, et nous croyons que c'est d'elles que dépend l'avenir de la thérapeutique.

Le lecteur voudra bien nous pardonner ce court préambule, en songeant qu'il précède l'étude d'un médicament tel que l'alcool, aussi différemment compris et jugé par les thérapeutistes et les cliniciens.

§ 2. « Il est assez d'usage, dit Béhier (2), de rapporter à Arnauld de Villeneuve la découverte de l'alcool et le premier emploi de ce liquide à titre d'agent hygiénique et thérapeutique. Cependant rien n'est moins démontré que cette as-

---

(1) Voyez Gubler, *Commentaires du Codex,* 1867, et Cl. Bernard, *Leçons de pathologie expérimentale,* 1872.
(2) *Dictionnaire encyclopédique des sciences médicales,* t. 2, p. 592.

sertion. Ainsi Morewood prétend que les Chinois ont préparé l'alcool bien longtemps avant que cette substance fût connue dans le reste de l'Asie ou en Afrique. En outre, Albucasis, médecin arabe du XIIe siècle, a été signalé comme ayant obtenu, le premier, de l'esprit-de-vin, tandis que d'autres attribuent cette découverte à Raymond Lulle, qui vivait au XIIIe siècle. »

Quoi qu'il en soit, c'est Arnauld de Villeneuve qui rapporta d'Espagne, où il vivait en 1285, la connaissance de l'alcool et de ses usages ; dans son traité intitulé : *De conservadâ juventute et retardandâ senectute*, il contribua surtout à généraliser l'emploi thérapeutique de ce liquide, en le préconisant contre le cancer de la bouche, la gravelle, l'hydropisie, etc.

Il le considérait également comme un excellent modificateur des plaies. A. Paré (1), Guy de Chauliac en firent un très-grand usage. Mais il est probable que les Arabes avaient employé l'alcool avant eux.

L'hygiène n'avait pas profité encore des propriétés réputées toniques, excitantes et alimentaires de l'alcool ; vers le milieu du XVIe siècle, les distillateurs s'étant emparés du précieux produit, débité jusqu'alors par les apothicaires, l'usage des boissons alcooliques se généralisa et fut introduit dans l'alimentation journalière.

Ainsi, destinée bizarre, l'alcool fut prescrit comme remède avant d'être utilisé comme boisson alimentaire.

A une époque plus rapprochée de nous, quand la doctrine de Broussais régnait en souveraine et contribuait encore à exagérer les accidents qu'on avait constatés à la suite de l'abus des spiritueux, la médication alcoolique fut bannie pendant quelque temps de la pratique médicale, à cause des dangers, singulièrement exagérés, dont elle semblait menacer l'économie.

Il ne fallut rien moins que les courageux essais et les remarquables travaux de Todd, suivis des résultats heureux et imprévus que donna la médication alcoolique entre les

---

(1) A. Paré, éd. Malgaigne, t. 2.

mains d'illustres praticiens anglais, pour ramener un peu
la confiance vers un médicament si abandonné et si redouté.

La terreur que causaient les irritants était alors si grande
que plusieurs années s'écoulèrent avant que les idées an-
glaises pussent franchir le détroit, pour être acceptées et appliquées par les médecins du continent. En France, ce fut
surtout Béhier (1) qui contribua à démontrer les bons effets
de la médication alcoolique dans certaines affections internes.

En même temps que l'alcool prenait pied dans la thérapeutique médicale, il recevait dans le domaine chirurgical
le rang qu'il n'aurait jamais dû perdre.

Aujourd'hui, il constitue, comme nous le verrons bientôt,
un des topiques les plus utiles et les plus avantageux pour
le pansement des plaies.

En médecine, son usage tend à s'étendre de plus en plus,
quoiqu'encore trop restreint, parce qu'on n'a pas assez tenu
compte des effets physiologiques de cette substance, pour
formuler nettement ses indications thérapeutiques.

II. — *Usages de l'alcool à l'extérieur.*

§ 1. Il n'y a qu'à se reporter à l'étude que nous avons
faite de l'action de l'alcool sur la peau, pour comprendre
la valeur de ce liquide comme révulsif.

C'est ainsi qu'il sert utilement à provoquer une stimulation réflexe dans les cas de syncope, d'asphyxie, de réfrigération par le froid, à la suite des commotions physiques et
morales des hémorrhagies (Hirtz).

Les frictions alcooliques sont utiles contre la débilité chez
les jeunes enfants, l'épuisement dans la convalescence des
maladies longues et torpides; mais elles peuvent produire
des troubles sur le système nerveux : Hirtz cite un cas où
des fomentations de vin aromatique ont déterminé, chez un
enfant, un hébétement qui ne s'est jamais dissipé (2).

D'après cet auteur, les fomentations vineuses chaudes,

---

(1) Conférences cliniques faites à la Pitié, 1861-62.
(2) Hirtz, article *Alcool,* dans le *Nouveau Dictionnaire de médecine
et de chirurgie pratiques.*

faites sur la région épigastrique, seraient un excellent moyen pour calmer les vomissements incoercibles qui surviennent chez certaines personnes; sous l'influence de causes inconnues. Beaucoup de praticiens emploient les lotions de vin sinapisé pour réveiller l'action cutanée dans les exanthèmes répercutés.

C'est encore à titre de révulsif que l'alcool a été employé contre les tumeurs synoviales du poignet (Houzelot, Nélaton) (1), où il a produit des guérisons complètes; contre l'hypertrophie des mamelles (Brodie); contre les épanchements articulaires chroniques, les engorgements indolents, les arthrites goutteuses (Béhier), les entorses, les ecchymoses, les foyers sanguins traumatiques.

§ 2. Comme *réfrigérant*, l'alcool, mélangé à l'eau froide, sert en lotions et en ablutions, pour produire l'abaissement de la température et le resserrement des capillaires d'une région enflammée, comme dans les brûlures au premier degré (Walœus). Les contusions, les érysipèles (Lanzoni, Harris, etc.), l'intertrigo, l'érythème, la rougeur qui entoure les vésicatoires sont combattus avec succès par ce moyen.

§ 3. Nous ne ferons que mentionner :

Les observations de Nélaton (2), d'après lesquelles ce chirurgien a pu prévenir ou enrayer le développement des furoncles par l'application d'alcool à 40 degrés sur la partie menacée ; les 14 cas de guérison de fissure à l'anus obtenus par le Dʳ Chapelle (d'Angoulême), par l'application du mélange suivant :

Alcool. . . . . 50 grammes.
Chloroforme. 10   —

l'emploi si général du vin aromatique, vanté par Ricord, dans le pansement des chancres et des ulcères syphilitiques ; les injections d'alcool plus ou moins dilué, essayées par Laugier, Dupierris, Ad. Richard, dans l'hydrocèle ; les trois cas d'ascite obtenus par Warre, Lhomme et Jobert, par l'introduction de vapeurs vineuses dans la cavité péritonéale.

---

(1) *Journal des connaissances médico-chirurgicales*, 1861, p. 349.
(2) Nélaton (*Gazette des hôpitaux*, 1853, p. 387).

Citons encore les gargarismes fortement alcoolisés employés par Lanzoni contre les douleurs de dents, et l'usage satisfaisant qu'on a fait de l'alcool concentré pour cautériser un nerf dentaire douloureux, ou pour arrêter une hémorrhagie de l'alvéole.

III. — *Pansement des plaies par l'alcool.*

§ 1. Une des questions qui ont le plus préoccupé et passionné les chirurgiens est celle du pansement des plaies; on peut dire que, parmi les topiques nombreux qui ont tour à tour été introduits et préconisés dans la pratique chirurgicale, ceux même dont les propriétés ont été les plus exaltées à une certaine époque, bientôt critiqués et abandonnés, ont presque toujours dû leur mauvaise fortune à la constatation soit d'inconvénients, soit de dangers survenus à la suite de leur application.

Malgré les innombrables essais qui ont été faits par des praticiens consommés dans l'art de guérir, malgré les expérimentations continuelles auxquelles plusieurs se sont livrés dans les hôpitaux, sur l'homme, et dans les amphithéâtres, sur les animaux, il faut avouer que, parmi les topiques entassés dans nos appareils à pansements, les meilleurs sont encore loin de ces merveilleux baumes dont les poëtes anciens ont vanté les vertus surnaturelles, et qui, appliqués par les guerriers eux-mêmes sur leurs blessures, y produisaient, comme par enchantement, la cicatrisation rapide et complète.

Chaque topique a eu sa période de faveur et d'engouement, puis sa période de délaissement et d'abandon. Et l'on peut dire que jusqu'à nos jours, dans le pansement des plaies, comme dans d'autres pratiques, c'est la mode qui a prévalu.

Au XIV⁰ siècle, « il y avait cinq sectes principales en chirurgie relativement au traitement des plaies : les uns avec l'école de Salerne, dit Guy de Chauliac, traitent par l'*humide*, c'est-à-dire cataplasmes et émollients; les autres (ceux de Bologne) traitent par le sec : or, le type du *sec*, c'est le vin ; d'autres, avec Guillaume de Salicet, traitent par l'huile et les corps gras ; la quatrième secte est celle des gendarmes et chevaliers de l'ordre Teutonique, qui se soignent avec conjurations, breuvages et feuilles de chou.

« La cinquième secte est celle des femmes et de plusieurs idiots, qui remettent les malades de toute maladie aux saints tout bonnement, se fondant sur cela : « Le Seigneur me l'a « donné, le Seigneur me l'ôtera quand il lui plaira ; le nom « du Seigneur soit béni ! »

Il y a quelques années à peine, les corps gras et les émollients étaient employés au traitement des plaies, soit accidentelles, soit consécutives aux opérations chirurgicales. On les a accusés de rancir sous l'influence de la chaleur, et de tendre à la fermentation et à la pourriture. Aussi, leur règne commence à passer, et certains praticiens leur ont substitué l'eau froide. Quelques-uns préfèrent la glycérine ; d'autres enfin, suivant l'exemple d'Arnauld de Villeneuve, de Guy de Chauliac, d'A. Paré, de Lapeyronie, de J.-L. Petit, de Ténon, de Larrey, etc., essaient de remettre en honneur le topique qui a fait merveille autrefois entre les mains de ces grands chirurgiens, aussi bien dans les hôpitaux que sur les champs de bataille : nous voulons parler de l'alcool.

C'est surtout à Batailhé et Guillet(1) que revient l'honneur d'avoir tiré ce liquide de l'oubli où il avait été plongé depuis la domination tyrannique des idées de l'école physiologique, qui voyait, dans les liquides conservateurs employés par les anciens, des irritants dangereux pour la cicatrisation naturelle des plaies.

Nous nommerons aussi Lestocquoy, Le Cœur (de Caen), Nélaton, Gaulejac (2), Chédevergne (3). Depuis la publication de leurs travaux, plusieurs mémoires ont été écrits sur cette matière ; grâce à eux, nous considérons définitivement établi le rôle de l'alcool comme un des topiques les plus commodes et les plus utiles qui soient à la disposition du chirurgien pour le pansement des plaies.

---

(1) Batailhé et Guillet (Académie des sciences, 16 août 1859).
(2) Gaulejac, thèse de Paris, 1864.
(3) Chédevergne, *Bulletin de thérapeutique*, 1864.

§ 2. Batailhé et Guillet (1) attribuèrent la mortalité plus considérable survenue dans ces derniers temps, après les opérations dans les hôpitaux, au mode de pansement des plaies qu'on y suit généralement aujourd'hui ; ils insistèrent sur le danger que présentent les émollients, qui rancissent sur les plaies et y déterminent une irritation et une suppuration de mauvaise nature. « Les anciens, disent-ils, l'avaient compris et n'employaient dans le traitement des blessures que des liquides avant tout conservateurs, le *vin*, l'*alcool*, les *résineux*, les *balsamiques*, etc., et ils s'en trouvaient bien. »

De plus, Batailhé fit remarquer que les accidents qui font aujourd'hui l'effroi des chirurgiens à la suite des grandes opérations, érysipèles, phlegmons diffus, résorption purulente, etc., étaient très-rares autrefois : quoique moins bien connues qu'à notre époque, ces complications n'étaient pas ignorées, et, quand elles survenaient, on les attribuait presque toujours à l'imperfection du pansement et à l'impéritie ou à la négligence du chirurgien.

Batailhé, examinant ensuite les bons effets de l'alcool tels qu'il les a souvent constatés lui-même, tire de ses observations les conclusions suivantes :

« Les alcooliques favorisent la réunion immédiate ; ils préviennent les phlegmons diffus, l'inflammation des gaînes synoviales, l'infection purulente, les phlébites, les angioleucites suppurées. Ils doivent être employés dans le traitement des plaies récentes et des plaies d'opérations, où il faut renoncer à l'usage des corps gras et des cataplasmes. »

Suivant ces indications, Le Cœur (de Caen) (2) adopta dans sa pratique le pansement des plaies par l'alcool, et un habile chirurgien d'Arras, Lestocquoy, a introduit dans son service l'usage presque exclusif de ce topique, avec les succès les plus satisfaisants.

Après eux, Gaulejac et Chédevergne attribuèrent, comme

---

(1) *Loco citato.*
(2) *Des pansements à l'aide de l'alcool et des teintures alcooliques, etc.* Caen, 1864.

avantages principaux, aux pansements par l'alcool, leur simplicité, leur propreté et l'absence d'odeur.

Quant à l'action de l'alcool sur le système nerveux, elle se bornerait à une excitation passagère.

§ 3. Nous ne croyons pas qu'aucun auteur ait étudié avec plus de talent l'action de l'alcool comme topique, que ne l'a fait E. Guérin dans son excellente thèse (1). Ce médecin distingué, qui a constaté, pendant plusieurs années, les bons effets des alcooliques dans le pansement des plaies, a fait précéder ses observations d'une série de considérations très-intéressantes sur l'emploi de l'alcool en chirurgie.

Nous ferons de nombreux emprunts à son travail; il présente un exposé clair, précis et fidèle de l'état de la science sur un sujet qui a été l'objet de discussions si nombreuses et d'appréciations si diverses de la part des chirurgiens.

Avec E. Guérin, nous envisagerons l'alcool comme topique, à plusieurs points de vue :

1° *Comme anesthésique général.* — D'après Béhier (2), l'alcool peut être absorbé par la plaie et avoir une influence sur toute l'économie. Ce fait s'accorde avec les observations d'Orfila, qui a constaté l'absorption rapide de l'alcool à la suite de son injection dans le tissu cellulaire, et avec les expériences de Rayer qui, ayant injecté dans la cavité péritonéale d'un lapin 16 grammes d'alcool à 21°, détermina l'ivresse instantanée chez cet animal, puis la mort au bout de quelques heures (3).

L'alcool peut donc calmer cette espèce d'éréthisme nerveux qui accompagne les blessures et fait disparaître l'élément douleur. (E. Guérin.)

2° *Comme anesthésique local*, il agit dans le genre du chloroforme; il produit comme lui, mais à un degré moindre, une sensation de brûlure ; au bout de peu de temps, la dou-

---

(1) E. Guérin, *De l'emploi de l'alcool dans le traitement des blessures de guerre*, thèse de Paris, 1867.

(2) *Dictionnaire encyclopédique des sciences médicales*, t. 2, article *Alcool* (thérapeutique).

(3) Rayer, mémoire cité.

leur diminue, et la plaie devient alors complétement insensible.

3° *Comme hémostatique*, vanté par Schrock, Lanzoni, Delius, il devrait être placé après le perchlorure de fer, d'après les expériences de Guérin. Celui-ci, ayant fait deux plaies semblables sur l'oreille d'un lapin, et ayant pansé l'une d'elles avec l'alcool, l'autre avec le perchlorure de fer, l'hémorrhagie s'arrêta plus facilement, il est vrai, avec le perchlorure, mais la cicatrisation de la plaie pansée avec l'alcool fut beaucoup plus rapide.

E. Guérin a vu souvent ce dernier liquide suffire pour arrêter les hémorrhagies en nappe, et le considère comme un bon hémostatique contre les piqûres de sangsues et les saignées.

Il est vrai que l'alcool possède, comme hémostatique, une double action physiologique : il diminue le calibre des capillaires et coagule le sang. Il est vrai aussi que Batailhé a eu des succès par sa méthode, qui consiste à laver les plaies avec l'alcool, à réunir avec des sutures enchevillées les parties profondes et par la suture entrecoupée les parties superficielles, et qu'il a constaté, dans plusieurs cas, la cessation immédiate de l'hémorrhagie et la réunion des parties en vingt-quatre heures.

Malgré ces faits, nous sommes loin d'attribuer à l'alcool la propriété antihémorrhagique que Guérin lui accorde ; tout en approuvant l'emploi que les anciens ont fait de ce liquide pour arrêter les hémorrhagies capillaires, parce qu'ils ne possédaient pas les hémostatiques puissants que nous avons aujourd'hui, nous croyons que l'alcool ne doit pas être employé souvent dans ce but.

4° *Comme tonique astringent*, l'alcool, appliqué sur une plaie récente, produit une astriction des tissus, les raffermit, diminue les interstices organiques, et empêche l'inflammation de se produire avec autant de rapidité.

Sur les plaies anciennes, il modifie les surfaces plus ou moins blafardes, réprime les exubérances fongueuses, atrophie les parties végétantes, s'oppose à la fétidité des ulcères et empêche toute fermentation putride.

Il agit avantageusement sur les plaies affectées de pourriture d'hôpital : Lestocquoy a toujours vu, sous l'influence des pansements à l'alcool, « les plaies rester belles ou s'embellir ».

5° *Comme excitant*, il combat avantageusement la stupeur générale, la sidération nerveuse qui accompagne les blessures graves, les grands délabrements produits par les projectiles de guerre. (E. Guérin, Le Cœur.)

6° Enfin, *comme cicatrisant*, l'alcool augmente l'exsudation de la lymphe plastique, coagule celle-ci et forme un vernis léger sur la surface de la plaie. D'après E. Guérin, l'albumine, en se coagulant sous l'influence de l'alcool, emprisonnerait le sérum et ne subirait aucune altération. Aussi s'organiserait-elle facilement. « Nous avons obtenu, dit-il, toujours la réunion immédiate dans les vingt-quatre heures. Nous ne comptons pas un seul insuccès. Allant plus loin, nous avons fait des amputations, des désarticulations ; le plus souvent nous avons obtenu la réunion immédiate ; encore dans ces cas il n'y a jamais eu de suppuration (1). »

§ 4. Restait une question importante à résoudre, c'était de déterminer l'action de l'alcool sur le pus ; pour cela, E. Guérin a fait les expériences suivantes :

Du pus provenant d'un abcès par congestion, et qui répandait au bout de douze heures une odeur fétide pouvant faire soupçonner le début d'une fermentation putride, se coagula et perdit son odeur sous l'influence de l'alcool.

Du pus provenant du même abcès, et traité aussitôt par ce liquide, se coagula immédiatement; au bout de quinze jours il ne répandait aucune odeur et ne présentait aucun signe d'altération (2).

E. Guérin explique ainsi cette action remarquable :

« Le pus est rendu fétide par la destruction des substances coagulables (albumine) qu'il contient; ces substances détruites, surviennent des phénomènes de double décomposition entre les sels d'origine minérale qui, unis aux sub-

---

(1) *Loc. cit.*, p. 21.
(2) *Loc. cit.*, p. 23.

stances organiques coagulables, ne pouvaient réagir les uns sur les autres, en raison du pouvoir qu'ont ces substances de les retenir et de les fixer par combinaison chimique (Robin).

« Que cette altération des substances coagulables soit produite par des ferments organisés du genre vibrion (Pasteur) ou par l'action des gaz en dissolution dans le sang, il en résulte toujours production d'ammoniaque, d'acide carbonique, décomposition des sulfates et des sulfures, qui, à leur tour, décomposés par les acides, forment du sulfhydrate et du carbonate d'ammoniaque, peut-être de l'hydrogène phosphoré et des corps gras volatils ; puis altération secondaire des leucocythes et quelquefois leur destruction.

« L'alcool, en coagulant l'albumine, en fixant l'eau et les sels exhalés, retarde indéfiniment cette altération, et prévient ainsi tous les accidents qui peuvent résulter de l'altération du pus à la surface de la plaie. »

Cette explication, comme on le voit, est fondée sur la théorie par laquelle Robin explique les phénomènes intimes de la suppuration, et l'on sait que cette théorie est encore bien imparfaite, car la chimie organique, aussi bien que l'histologie, est encore loin d'avoir nettement déterminé les réactions intimes et les transformations moléculaires qui se passent dans l'élément organique qui suppure ou qui se détruit.

Cependant elle nous semble rationnelle, et nous l'acceptons faute de mieux.

§ 5. Quelle que soit, du reste, l'action intime que l'alcool exerce sur la surface d'une plaie, l'observation grossière nous indique, et la clinique confirme les phénomènes suivants, que présente tout pansement avec ce liquide, et qui diffèrent suivant qu'il est concentré ou dilué.

a) Concentré, il produit une douleur vive, forme une membrane mince, ténue, qui recouvre les couches transparentes formées par la lymphe plastique, met la plaie à l'abri du contact de l'air par cette sorte de vernis qu'il forme à sa surface, et s'accompagne de peu ou point de suppuration.

Il est *coagulant* et *antiseptique*.

On doit l'employer, à ce titre : contre les plaies récentes dont on veut prévenir la suppuration et obtenir la réunion immédiate ; contre les plaies anciennes qui suppurent beaucoup, et contre certains ulcères fongueux, blafards, qui cicatrisent difficilement.

C'est également concentré que l'alcool a donné tant de succès contre les divers accidents des plaies : inflammation, érysipèle, pourriture d'hôpital, infection purulente, etc., (Nélaton, Le Cœur, Lestocquoy, Gaulejac, Chédevergne, etc.) succès qui doivent être attribués au peu de suppuration des plaies, à la coagulation du pus, à la désinfection qu'il produit.

B) L'alcool dilué, par exemple l'alcool à 21°, coupé d'un cinquième d'eau, tel que l'a employé E. Guérin, détermine un simple picotement qui n'a lieu qu'à la première application et disparaît au bout de deux ou trois minutes. La seconde application est insensible.

Sur une plaie récente, il en modifie avantageusement la surface, il la rend souple et rosée, excite la production et le développement des bourgeons charnus, active la cicatrisation, mais beaucoup moins que l'alcool concentré. Le plus souvent, la cicatrisation n'est pas immédiate ; quand la plaie doit suppurer, on voit quelques gouttes de pus se former sur des points très-isolés de sa surface, et la réunion de parties divisées a lieu au bout de quelque temps.

L'alcool dilué est principalement *excitant*.

A ce titre, on l'emploie encore avec succès contre certaines plaies de mauvaise nature qui restent indolentes, ne se modifient ni en bien ni en mal, et marchent à la cicatrisation avec une lenteur désespérante ; on l'utilise en lotions sur les ulcères atoniques, pour lesquels l'alcool concentré aurait une action malfaisante, en rendant leur surface livide ; on s'en sert encore avec avantage pour nettoyer les anfractuosités des plaies et modifier les trajets fistuleux.

Disons, en terminant, que tous les auteurs s'accordent pour signaler l'absence de fièvre traumatique à la suite des pansements à l'alcool, et que quelques-uns ont insisté sur leur innocuité parfaite en présence d'organes délicats, nerfs, veines, artères, etc.

IV. — *Usages de l'alcool à l'intérieur.*

§ 1. L'alcool occupait autrefois en thérapeutique un rôle beaucoup plus important que celui que nous lui reconnaissons aujourd'hui.

« Depuis le temps, dit Béhier (1), où Arnauld de Villeneuve le présentait comme un moyen de remédier à beaucoup de maladies par son usage interne, il a été presque toujours administré à l'intérieur comme un médicament, et comme un médicament tonique. »

C'est surtout pendant le règne de la doctrine de Brown que les spiritueux furent en faveur ; on sait quels étaient les principes formulés par l'illustre médecin anglais : « Brown, dit Trousseau (2), établit que toutes les parties de l'économie sont douées d'une propriété particulière, d'une aptitude spéciale qu'on appelle l'*incitabilité*. Toute maladie dépend pour lui ou d'une diminution de l'incitabilité, effet d'une incitation excessive, ou d'un excès d'incitabilité, effet d'une incitation moindre. Ici, comme là, le résultat final est la débilité, et le rôle du médecin doit, dès lors, toujours se borner à relever les forces du malade, dans le premier cas par des agents stimulants assez faibles, dans le second à l'aide de moyens capables d'augmenter l'incitabilité. »

On comprend les indications nombreuses qu'une pareille doctrine attribuait à la médication alcoolique, et combien l'action excitante des spiritueux devait promettre de résultats heureux contre les divers états sous lesquels se présentait l'*asthénie*.

Mais, quand Broussais, ne considérant que l'*irritabilité* dans les tissus pris isolément, affirma « que les irritants sont les seules causes morbifiques », et qu'ils ont pour effet d'entretenir les maladies ; quand, à l'inverse de ce que voulait Brown, « il indiqua la nécessité, pour ramener les parties dans leur état physiologique, de chercher à calmer, à

---

(1) *Loco citato,* p. 598.
(2) Trousseau, *Clinique médicale de l'Hôtel-Dieu,* 2ᵉ édition. Paris, 1865, t. 3, p. 463.

éteindre cette irritation (1) », cause de tout état morbide,
la médication alcoolique fut bannie comme dangereuse et
comme incendiaire du traitement des maladies internes, et,
pendant plusieurs années, fut complétement abandonnée.

Pourtant, quelques praticiens audacieux bravèrent les
préceptes formulés par le fondateur de la médecine physiologique. C'est ainsi qu'on vit Laennec, Chomel et Franck
employer les alcooliques dans la pneumonie des vieillards ;
Petit et Pinel avaient, du reste, prescrit le vin dans les
fièvres typhoïdes adynamiques.

Sauf ces rares exceptions, tous les auteurs, sous l'influence
de la doctrine du Val-de-Grâce, étaient unanimes pour
affirmer les inconvénients et les dangers dont les spiritueux
pouvaient menacer l'organisme malade.

Nous ne citerons parmi eux que Pierron, qui, dans sa
thèse soutenue en 1815, se montra l'adversaire déclaré de
la médication alcoolique, et Lobstein (2), qui, dans un
travail publié à Strasbourg, s'éleva contre l'emploi du vin
dans quelques maladies où jusqu'alors il avait été considéré
comme utile pour remplir certaines indications.

§ 2. Il était naturel que ce fût du pays où Brown avait
publié ses idées que partît la réaction qui devait se faire en
faveur de la médication alcoolique et s'étendre dans toute
l'Europe. Ce fut un médecin anglais, Carmichael Smith (3),
qui, appelant l'attention sur l'utilité du vin et du quinquina
à toutes les périodes du typhus, démontra, le premier, les
avantages incontestables de l'alcool.

Après lui, Alison, imbu de cette idée, que le type des
maladies varie suivant les époques, attribua les succès des
alcooliques, constatés par C. Smith, à ce que les affections
présentaient le caractère *asthénique* au lieu du caractère
sthénique qu'elles possédaient auparavant.

---

(1) Trousseau, *loc. cit.*, p. 466.

(2) Lobstein, *Traité sur l'usage et les effets des vins dans les maladies dangereuses et mortelles.* Strasbourg, 1817.

(3) C. Smith, *Description of the jail distemper among the prisoners
of Winchester in* 1780. London, 1795.

Il insista sur la nécessité de changer de médication, et reconnut l'utilité du vin dans les affections typhoïdes.

Il fut suivi dans cette voie par Graves (1) et Stokes (2), qui, protestant contre la diète absolue généralement suivie dans une foule d'états morbides, appliquèrent la médication alcoolique dans le typhus, la fièvre typhoïde, les fièvres éruptives, le delirium tremens, la pneumonie typhoïde, etc.

Enfin R. B. Todd (3), affirmant hautement les avantages de l'alcool dans les phlegmasies et les pyrexies en général, applique ce médicament sur une vaste échelle, formule les règles qui doivent présider à son emploi, précise ses principales indications, exalte ses heureux effets, et lui assigne dans la thérapeutique le rang qu'il n'aurait jamais dû perdre.

Les préceptes formulés par le hardi promoteur sont trop importants pour ne pas trouver place ici.

Ces préceptes étaient fondés sur les principes suivants :

1° L'idée si longtemps dominante dans les écoles, à savoir qu'une maladie aiguë peut être prévenue ou guérie par des moyens qui dépriment et réduisent les forces vitales et nerveuses, est tout à fait trompeuse.

2° Une maladie aiguë ne peut être guérie par l'influence directe d'aucune forme de médicament ou par aucun agent thérapeutique connu, sauf le cas où ceux-ci sont capables d'agir comme un antidote ou de neutraliser un poison dont la présence dans l'économie produit la maladie (*materies morbi*).

3° La maladie guérit par une évolution naturelle, pour le développement complet de laquelle le pouvoir vital doit être soutenu. Les remèdes, soit sous forme de médicaments exerçant une action physiologique spéciale sur l'économie, soit sous toute autre forme, ne sont utiles qu'autant qu'ils peuvent exciter, assister ou provoquer cette évolution naturelle curative.

---

(1) Graves, *Clinique médicale.*

(2) W. Stokes, *Researches on the state of the heart, and the use of wine in typhus fever,* in *the Dublin Journal of medical science,* 1839.

(3) R. B. Todd, *Clinical Lectures on certain acute diseases.* London, 1860.

4° Le but du médecin (après avoir étudié soigneusement l'histoire clinique de la maladie et s'être rendu maître du diagnostic) doit être de rechercher minutieusement la nature intime de ses processus curateurs, — leur physiologie pour ainsi dire, — de découvrir les meilleurs moyens de les favoriser, de rechercher des antidotes pour les poisons morbides, et de déterminer les méthodes les meilleures et les plus convenables pour soutenir la force vitale.

Ainsi Todd, méconnaissant l'importance que Brown avait attribuée à la distinction des maladies en *sthéniques* et *asthéniques*, ne considère que deux termes dans la maladie : l'*individu malade* et *sa résistance plus ou moins grande à la maladie*.

Pour lui, la maladie a une évolution certaine, marquée d'avance ; elle arrive fatalement à sa guérison, en parcourant des phases successives et déterminées. Le rôle du médecin consiste donc à soutenir l'organisme malade, et à lui faire supporter, sans danger et sans accident, cette évolution nécessaire ; un médicament ne peut être utile qu'autant qu'il peut exciter celle-ci, la seconder ou la provoquer, car, bien qu'elle soit morbide, elle est toujours curable.

Donc, on peut négliger le germe et les effets de la maladie ; mais il faut s'occuper du terrain, le tenir prêt, le fortifier, le tonifier, pour ainsi dire, tandis que l'affection, suivant naturellement son cours, ne demande pour elle-même aucune intervention thérapeutique.

Nous n'avons pas besoin de faire ressortir les avantages de cette doctrine, qui, contrairement aux opinions qui avaient jusqu'alors prévalu dans la science, institua une médication nouvelle, dirigée beaucoup plus contre l'état de l'organisme malade que contre la nature de la maladie elle-même et appropriant ses ressources et ses moyens aux caractères que présente l'économie, en se pliant à ses exigences et à ses besoins.

§ 3. De plus, Todd insiste sur la grande quantité de force nerveuse que doit dépenser l'organisme, pour réparer les désordres qui résultent fatalement de l'inflammation d'un organe important, du poumon par exemple ; il faut, dit-il, un genre de nourriture qui soit à la fois facilement assimilable, capable de soutenir la force nerveuse, et suffisant pour maintenir la chaleur animale.

L'alcool, d'après lui, atteint ce triple but :

1° Il agit primitivement sur le système nerveux, pour lequel il possède, à un degré plus élevé encore que les autres substances hydrocarbonées, une affinité spéciale.

On peut distinguer dans son action deux degrés : dans le premier, il augmente la génération de la force nerveuse; dans le second, il ralentit et empêche la nutrition de la substance nerveuse. Le premier degré est favorable, le second nuisible à l'économie.

2° L'alcool ne produit jamais une véritable dépression secondaire des forces vitales, si ce n'est quand la dose ingérée est trop considérable; mais alors cet effet résulte du trouble des fonctions digestives.

3° L'alcool ne produit à aucune dose l'inflammation des poumons, du cœur, ni du foie. Les symptômes cérébraux ne dénotent ni inflammation ni congestion de l'encéphale; ils résultent de l'intoxication des cellules et des fibres nerveuses.

4° Administré avec précaution, l'alcool soutient la production de la chaleur animale; il fortifie l'action du cœur, tout en diminuant la fréquence du pouls.

En concourant à la calorification, il prévient l'oxydation des tissus nerveux et autres.

5° Dans la guérison des maladies, l'alcool soutient la force nerveuse et supplée les substances combustibles les plus assimilables.

6° Il peut être très-dangereux de suspendre l'action de l'alcool; on doit pourtant le faire quand on observe des troubles dans les fonctions digestives (flatulence, éructations, sécheresse de la langue et de la bouche), et quand on constate l'odeur alcoolique de l'haleine, qui démontre l'élimination de l'alcool sans qu'il ait subi de décomposition.

§ 4. La pratique de l'illustre médecin anglais ne tarda pas à susciter de nombreuses critiques. On reprocha à Todd :

1° De donner les alcooliques hors de propos;

2° De les employer à une époque trop rapprochée du début de la maladie;

3° De les prescrire à trop fortes doses;

4° Enfin, il y a un précepte formulé par Todd, qui excita la réprobation du plus grand nombre : c'est que, lorsque l'action des préparations alcooliques semble mal réussir, il faut augmenter la dose, et qu'il y a plus à craindre de rester en deçà que d'aller au delà.

Parmi les élèves de Todd, quelques-uns (Anstie (1), Brinton (2), Beale (3), tout en adoptant en thèse générale la pratique suivie par leur maître et en acceptant les merveilleux résultats de la médication alcoolique, modifièrent le mode d'administration employé et recommandé par lui. D'autres acceptèrent des opinions théoriques différentes, pour expliquer l'action physiologique et thérapeutique de l'alcool.

Nous citerons entre autres :

Tweedie (4), qui croit que l'alcool ne doit être prescrit que dans la prostration qui accompagne parfois l'état fébrile; Lyons (5), qui regarde les spiritueux comme rarement indiqués dans le typhus avant le deuxième septénaire, et qui restreint leur emploi à certaines maladies; ainsi, il approuve leur administration dans la pneumonie typhoïde, et la condamne dans la fièvre typhoïde; E. Smith (6), qui, expliquant d'une façon toute différente l'action physiologique de l'alcool, trace autrement que Todd les indications thérapeutiques de cette substance.

Pour cet auteur, les effets de l'alcool sont :

1° *Directs* et *essentiels* (stimulation locale de l'estomac, excitation du cœur et des fonctions cutanées);

---

(1) *The alcohol question. Lond. med. Review*, 1862.

(2) *Double pleuresy and pneumonia treated by diaphoretics, brandy, beeftea, and fish; recovery.* In *the Lancet*, 1857, t. 1, p. 476.

(3) *Remarks on depletion and stimulation, etc.* In *British med. journal*, 1863.

(4) *On the use of stimulants, etc.* In *Lancet*, juin 1860.

(5) Lyons, *Treatise on fever.* London, 1861.

(6) E. Smith, *On the mode of action of alcohol in the treatment of diseases*, in *the Lancet*, 1861.

2° *Accessoires* ou *secondaires* (rétention d'urée et des principaux résidus de la nutrition, diminution de l'urine et des sécrétions en général).

Partant de ces faits physiologiques, Smith vante les bons effets des alcooliques dans les cas de débilité générale, d'épuisement par diverses causes, dans la convalescence, où ils agissent en imprimant une activité plus grande à la circulation. Il croit que, grâce à cette action, ils empêchent les congestions locales qui tendent à se produire dans les viscères (poumons, foie, etc.). Ils excitent en même temps la nutrition et augmentent la résistance vitale.

Ainsi, l'élève de Todd distingue nettement ce que n'avait pas fait le médecin de l'hôpital du Collége du Roi, le double rôle de l'alcool, comme excitant et comme antidéperditeur, et insiste sur l'influence qu'à ce dernier titre, ce liquide peut avoir sur la nutrition et sur la conservation des forces ; il détermine même quelques-unes de ses indications dans les maladies consomptives et débilitantes, et entrevoit ses heureux effets comme modérateur de la chaleur fébrile.

Comme les auteurs précédents, Murchison (1) condamne les doses excessives employées et préconisées par Todd, et compare les résultats qu'il a obtenus lui-même en prescrivant l'alcool à doses modérées avec ceux qu'a publiés son confrère. Il donne le tableau suivant :

Cas traités par Todd.	*Cas traités par Murchison.*
(Hôpital du Collége du Roi.)	(Hôpital de la Fièvre.)
TYPHUS.	TYPHUS.
Au-dessous de 20 ans, 34 cas, 6 morts ou 17.64°/₀	1109 cas, 61 morts ou 5 05 °/₀
Au-dessus de 20 — 74 — 22 — 29,73	2347 — 643 — 27.39
— de 30 — 44 — 15 — 36.58	1509 — 544 — 36.05
— de 40 — 25 — 10 — 40.	916 — 400 — 43.66
FIÈVRE TYPHOÏDE.	FIÈVRE TYPHOÏDE.
Au-dessous de 20 ans, 63 cas, 11 morts ou 17.46°/₀	876 cas, 131 morts ou 14.95°/₀
An-dessus de 20 — 67 — 16 — 23.88	896 — 199 — 22.21
— de 30 — 18 — 9 — 50.	252 — 71 — 28.17
— de 40 — 7 — 5 — 71 42	92 — 27 — 28.14
— de 50 — 5 — 4 — 80.	26 — 14 — 52.84

(1) Murchison, *Treatise on the fevers of Great Britain*. London, 1862.

Il refuse toute qualité alimentaire à l'alcool, qu'il considère simplement comme un stimulant; il lui attribue pourtant une certaine influence comme ralentissant les déperditions organiques.

On voit, d'après les chiffres donnés par Murchison, que les résultats pratiques sont loin d'être en faveur de la méthode de Todd; malheureusement on sait combien il faut se défier des statistiques, surtout quand elles ne sont pas faites, comme celle-ci, avec toutes les précautions désirables.

Les malades traités par Todd et par Murchison étaient-ils soumis à la même hygiène? Recevaient-ils les mêmes soins dans les hôpitaux différents où ils étaient traités par l'un et par l'autre? Enfin, les épidémies de typhus et de fièvre typhoïde observées par les deux praticiens avaient-elles lieu en même temps, et offraient-elles la même intensité, la même malignité? Nous n'en savons rien ; ce sont autant de raisons pour nous rendre réservé sur les conclusions que Murchison a tirées de l'examen comparatif des chiffres que nous avons cités plus haut.

De son côté, Benett (1), comparant les résultats de sa médication dans la pneumonie aux résultats obtenus par Todd dans le traitement de la même maladie, arrive à des conclusions conformes à celles de Murchison.

En effet, sur 129 pneumonies aiguës, dont 105 simples et 24 compliquées, traitées du 1er octobre 1858 au 31 janvier 1865, c'est-à-dire en six ans et trois mois, il constata 125 guérisons.

Or, Todd avait eu une mortalité beaucoup plus considérable, représentée environ par 1 mort sur 9 malades.

§ 5. En France, nous avons vu que le professeur Béhier fut un des plus ardents promoteurs de la doctrine de Todd; avant lui, Trousseau avait, il est vrai, appelé l'attention sur les bons effets du vin de Malaga dans certains cas de fièvre typhoïde; Aran avait même donné de l'eau-de-vie

____

(1) Benett, *On the treatment of pneumonia by restoratives*, in *the Lancet*, 1865.

dans les fièvres et les pneumonies typhoïdes des vieillards ; mais aucun d'eux n'avait employé la médication alcoolique suivant les préceptes de la médecine anglaise.

Tandis que Flint (1), en Amérique, employait la médication alcoolique dans la pneumonie aiguë et en obtenait les meilleurs résultats, dès 1862, Béhier appliquait la méthode de Todd sur 47 malades (2). Il prescrivait 80 à 120 grammes, ou même 150, 200, 300 grammes d'eau-de-vie ordinaire étendus de 80 à 120 grammes d'eau édulcorée (une cuillerée à bouche toutes les deux heures).

Dans quelques cas, il ajoutait à cette préparation l'acétate d'ammoniaque, sous l'influence duquel il n'y eut aucun changement appréciable dans l'action de l'alcool.

Sur 36 pneumonies ainsi traitées, il obtint 29 guérisons. Quant aux 7 insuccès, ils ne doivent pas (Béhier le dit lui-même) être mis sur le compte de l'alcool, mais doivent être attribués à l'état déjà grave que présentaient les malades lors de leur entrée à l'hôpital.

Ces 7 malades se décomposaient de la manière suivante :

3 phthisiques.
1 bronchite capillaire généralisée.
3 pneumoniques parvenus au troisième degré.

Parmi les autres malades, 11 offraient surtout des formes ataxo-adynamiques.

Comme Todd, Béhier (3) a vu « l'alcool faire cesser le délire, faire tomber le pouls, abaisser la respiration et déterminer souvent une transpiration abondante, malgré laquelle les forces se relevaient ». Jamais il n'a observé le moindre signe d'ivresse.

La plupart des malades traités par le savant clinicien de la Pitié étaient d'un âge avancé ; pourtant quelques-uns avaient de 21 à 30 ans. Aussi Béhier pense qu'il y a là en-

---

(1) Flint, *Clinical reports on pneumonia*, in *North American medico-chirurgical Review*, 1861.

(2) Béhier, *Conférences de clinique médicale.* Paris, 1864, p. 367 et suiv.— *Note sur l'emploi interne de l'alcool*, dans le *Bulletin géneral de thérapeutique*, 1865.

(3) *Loco citato*, p. 687.

core matière à expérimentation, à laquelle il offre pour
élément les faits qu'il a observés.

Il tire de ces observations les conclusions suivantes :

1° L'emploi des excitants n'est pas toujours aussi dangereux qu'on pourrait le croire ;

2° Bien qu'il nuise lorsqu'il est pris avec abus et en
grande quantité à la fois, l'alcool potable n'est pas nécessairement dangereux quand il est bien manié et prescrit à
doses fractionnées ;

3° Le soutien qu'il donne au système nerveux, très-nota-
blement relevé par son emploi méthodique, fait très-rapi-
dement cesser le délire qui existe dans les affections
aiguës ;

4° Nul effet grave ne résulte de cette pratique, laquelle,
au contraire, soutient les forces des malades, empêche
l'amaigrissement et hâte la convalescence.

§ 6. Sous l'empire des idees nouvelles, Monneret (1),
suivant l'exemple de Stokes, avait employé le vin à hautes
doses (1/2 litre à 1 litre en 24 heures) dans les fièvres
typhoïdes adynamiques. Il s'en était bien trouvé et avait remarqué que, sous l'influence des spiritueux, les troubles
abdominaux s'amendaient et diminuaient, et que les hémorrhagies, soit intestinales, soit nasales, devenaient moins
fréquentes.

Béhier tenta le traitement de Todd dans la fièvre typhoïde;
il n'en obtint aucun succès. « Il est vrai, dit-il, que les formes
étaient très-graves et la maladie déjà fort ancienne (2). »
C'est pourquoi, sans doute, il a été beaucoup moins heureux que Tweedie (3).

Plus récemment, Terrier (4) justifia les doses énormes
employées par les médecins anglais (50 à 100 grammes

---

(1) *De l'emploi du vin dans le traitement de la fièvre typhoïde*, in
Revue de thérapeut. méd.-chir., t. 10, 1862, p. 485.

(2) *Loco citato*, p. 608.

(3) *Lancet*, 1860.

(4) Terrier, *Emploi des alcooliques dans les maladies aiguës. Revue
de thérapeutique*, 1866, p. 369.

d'eau-de-vie ou de rhum par bouteille de Bordeaux, ou 1, 2 ou 3 bouteilles de Bordeaux en 24 heures), en montrant que les alcooliques ont beaucoup moins d'activité sur l'homme affaibli ou déprimé par la fièvre que sur l'homme sain.

D'après lui, les symptômes produits seraient bien différents dans les deux cas : tandis qu'à l'état normal se manifeste l'alcoolisme aigu avec tous ses dangers, on voit chez le fébricitant le délire s'apaiser, la céphalalgie disparaître, le pouls se ralentir, la langue, de sèche, devenir humide ; à ces phénomènes se joint une augmentation des sécrétions rénales et cutanées.

Avec Stokes, Todd, Pursell et Beale, il signale les bons effets de l'alcool dans tous les états typhiques, où ce médicament lutte énergiquement contre la dépression des forces.

Dans les commentaires thérapeutiques du Codex, Gubler (1), tout en insistant sur les mauvais effets de l'alcool dans la fièvre inflammatoire, franche et intense, caractérisée par une combustion exagérée se traduisant dans les appareils et dans les sécrétions par une dénutrition rapide et une abondance d'urée, reconnaît toutefois à ce médicament une influence favorable sur les fièvres adynamiques caractérisées par l'enrayement dans les oxydations organiques et par le refroidissement. Il fait ressortir combien, dans ce cas, l'alcool peut rendre de services considérables, « soit en se comportant comme un aliment respiratoire et en ralentissant la dénutrition, soit en rendant agissantes des forces radicales à l'état latent, soit en rendant à chaque instant au système nerveux la force qui lui manque. »

Enfin, Jaccoud (2), reconnaissant ce qu'il y a d'exagéré et d'exclusif dans les principes formulés par Todd, dans le traitement d'ailleurs si complexe et si variable de la pneumonie, et suivant l'exemple de son maître Béhier, n'admet

---

(1) Page 666 et suiv.

(2) *Leçons de clinique médicale,* par S. Jaccoud. Paris, 1867, p. 73 et suiv.

d'abord qu'une seule indication véritable de l'alcool chez les pneumoniques : c'est l'*adynamie.*

« Donner de l'alcool dans l'adynamie fébrile, dit-il, c'est venir directement au secours du malade que la fièvre consume, c'est lui fournir un aliment excessivement combustible, à décomposition très-rapide, dont la combustion limite nécessairement la dépense de l'organisme fébricitant. En d'autres termes, la combustion exagérée qui est le fait de la fièvre est entretenue en partie aux dépens de l'alcool absorbé, au lieu d'être alimentée tout entière par la substance organique elle-même. »

Mais dans son traité de pathologie interne, le savant médecin de l'hôpital Lariboisière étend considérablement les indications de la médication alcoolique dans divers états morbides, où son utilité s'explique par l'action spéciale de l'alcool, qui détermine souvent un abaissement momentané de la température, qui stimule le système nerveux, qui présente à la combustion fébrile un élément facilement combustible, qui restreint par là la consomption organique et devient un *agent d'épargne* (1).

Jaccoud préconise l'emploi des spiritueux, non-seulement dans la pneumonie, mais encore dans la fièvre typhoïde, dans la variole, dans la scarlatine, dans l'érysipèle, en un mot, dans toutes les pyrexies à cycle continu et déterminé, dans lesquelles le praticien se trouve en face des mêmes indications.

Quant à nous, qui expérimentons depuis deux ans la médication alcoolique, dans notre service du Val-de-Grâce, où nous avons administré les spiritueux dans un certain nombre d'affections fébriles (fièvres typhoïdes, varioles, pneumonies franches, rhumatismes articulaires aigus, etc.), nous espérons que les heureux résultats constatés à la suite de nos essais paraîtront suffisants pour faire entrer dans la pratique une méthode thérapeutique trop longtemps regardée comme peu efficace ou trop dangereuse, et dont l'importance et l'innocuité nous semblent aujourd'hui parfaitement démontrées.

---

(1) *Traité de pathologie interne,* 1871, t. 2, 1ʳᵉ partie, p. 70.

V. — *De l'alcool considéré comme excitant du système nerveux.*

§ 1. C'est principalement comme excitant général du système nerveux que l'alcool est préconisé habituellement en thérapeutique. À ce titre, tous les cliniciens vantent ses heureux effets pour combattre cette série de troubles divers que Brown rapportait à l'*asthénie* et Pinel à l'*adynamie* et que Trousseau considérait comme représentant l'affaiblissement uniforme et simultané de tous les systèmes de l'économie (1).

Grâce à l'excitation prompte, vive et instantanée que l'alcool détermine vers le système cérébro-spinal, et que personne ne peut mettre en doute, résulte une influence plus grande de ce système sur les appareils qu'il anime.

On s'accorde pour reconnaître l'utilité des spiritueux dans certains états torpides, où leur ingestion est rapidement suivie d'un réveil soudain des formes vitales et d'un surcroît d'exaltation et d'énergie des diverses fonctions organiques. D'où leurs indications généralement acceptées dans les syncopes, les pertes de connaissance, qui résultent d'un affaiblissement général de l'organisme, ou qui surviennent à la suite d'une forte hémorrhagie ou d'une perturbation violente du système nerveux (commotion, état de torpeur ou de somnolence) ; dans tous les états d'atonie, de langueur et d'épuisement, dans les affections *a frigore*, dans la période de dépression ou de concentration (Gubler); dans l'algidité, soit consécutive à l'action prolongée du froid, soit due à un arrêt subit dans les oxydations organiques et dans les échanges respiratoires (choléra), enfin dans l'adynamie survenant pendant le cours ou le déclin d'une affection longue et profondément débilitante (pneumonie, fièvre typhoïde, etc.).

§ 2. Outre l'adynamie, Trousseau admet qu'un autre état peut être avantageusement combattu par les alcooliques :

---

(1) Trousseau et Pidoux, *Traité de matière médicale et de thérapeutique*, t. 2, 7e édit., p. 706.

nous voulons parler de l'*ataxie*, caractérisée, dans certaines maladies, par du délire, de l'agitation, de l'insomnie, des troubles nerveux plus ou moins intenses, et qui dans d'autres se rapproche singulièrement de la *malignité*, si bien que pour l'illustre clinicien de l'Hôtel-Dieu, ces deux états peuvent être confondus ensemble.

Il est vrai qu'avant Trousseau, les auteurs avaient insisté sur la valeur de l'alcool contre le délire de la pneunomie et avaient noté que ce symptôme si grave pouvait, dans certains cas, se dissiper sous l'influence d'une simple dose d'eau-de-vie ; mais on ne s'expliquait pas nettement cet effet surprenant.

Van Swieten et Chomel avaient donné le précepte de donner de l'alcool aux ivrognes atteints de maladies aiguës, pour combattre le délire si commun chez eux. Cette pratique avait été suivie par leurs successeurs, et on en avait reconnu les excellents résultats, sans déterminer nettement la tolérance et les effets de l'eau-de-vie dans ces cas.

Il n'y a guère que dans ces derniers temps que des recherches nouvelles, ayant déterminé les conditions étiologiques du délire, ont montré que l'on devait attribuer cet état à des lésions organiques différentes et même opposées, des centres nerveux. On sait en effet que le délire n'a pas nécessairement pour cause un état congestif ou inflammatoire des organes centraux de l'innervation, mais qu'il peut être dû à l'anémie célébrale.

C'est ainsi que Trousseau (1) put considérer dans la pneumonie plusieurs sortes de délires, dont quelques-uns sont, d'après lui, justiciables de la médication alcoolique.

Il fut un des premiers à insister sur l'utilité du musc, des toniques et des excitants dans le délire ataxique ou nerveux ; cas où, le cerveau étant privé de la quantité de sang nécessaire à son fonctionnement normal, l'alcool rend des services incontestables par l'afflux sanguin qu'il détermine vers l'encéphale.

Après lui, Béhier appela l'attention sur le délire nerveux

---

(1) *Loco citato*, p. 248.

de l'érysipèle et sur l'action curative déterminée par les spiritueux contre cette complication.

Plus récemment, Gubler (1), tout en signalant comme dangereuse l'administration des alcooliques, quand on soupçonne une phlegmasie ou une congestion cérébrale, par exemple dans le délire qui s'accompagne de rougeur de la face, de diminution des pupilles, d'injection des sclérotiques, indique leur utilité, au contraire, dans le délire nerveux, où la face est pâle, la pupille moyenne ou largement dilatée.

Aussi, l'on s'accorde aujourd'hui pour prescrire ou défendre les alcooliques dans les maladies aiguës, à tenir compte de l'état général, de l'excitation circulatoire et surtout de la chaleur morbide que le malade présente. Lorsqu'avec le délire on constate un pouls petit et faible, une respiration lente et difficile, la dépression des forces, le refroidissement de la peau, on recourt aux spiritueux avec confiance, car dans ces cas, ils remplissent une double indication en faisant cesser du même coup le délire et l'adynamie.

Quant à « la fièvre inflammatoire franche et intense, caractérisée non-seulement par l'accélération du pouls et l'exaltation de la température, mais encore par l'excès de la combustion respiratoire, la dénutrition rapide et l'extrême abondance de l'urée et des produits de la dénutrition dans la sécrétion rénale » (Gubler), on la considère comme une contre-indication formelle de l'emploi des préparations alcooliques.

§ 3. L'utilité de ces préparations contre l'adynamie et contre le délire nerveux est trop évidente pour qu'on puisse la mettre en doute. A titre de stimulants généraux, elles rencontrent dans une foule de maladies des indications certaines que nous sommes le premier à reconnaître et à utiliser.

Mais nous croyons que la médication alcoolique comporte d'autres indications, sur lesquelles nous nous faisons un devoir d'appeler ici l'attention des praticiens.

Il y a un fait qui nous a frappé depuis longtemps à pro-

---

(1) *Loco citato*, p. 633.

pos des propriétés que l'on attribue généralement aux
agents excitants, c'est que l'on considère l'excitation déterminée à la suite de leur application sur l'organisme ou de
leur introduction dans l'économie comme s'étendant non-
seulement aux fonctions animales (sensibilité, intelligence,
volonté), mais encore aux fonctions organiques (nutrition,
calorification, circulation, etc.).

Ainsi, Barbier (d'Amiens) (1) considère les stimulants
comme déterminant l'excitation de toutes les fonctions,
même de la nutrition (augmentation de la masse du sang,
plénitude du pouls, rougeur de la face, complexion plétho-
rique, tendance aux maladies inflammatoires et aux hémorrhagies).

Les médicaments excitants sont, d'après Trousseau (2),
« des agents capables de susciter une sorte de fièvre caractérisée par un surcroît d'énergie dans l'impulsion du cœur
et par la fréquence de ses battements, par l'augmentation
de la chaleur de la peau et par les modifications nombreuses
dans les phénomènes intimes de la nutrition, qui accompagnent ordinairement ce que, dans le langage pathologique,
on est convenu d'appeler fièvre inflammatoire éphémère. »

Pour le savant clinicien de l'Hôtel-Dieu, toute la question
de la médication excitante se réduit à ceci : apprécier les
circonstances dans lesquelles il est bon de stimuler le système nerveux et de susciter la fièvre vasculaire ou angéio-
ténique (3).

« Jamais, dit-il, quand une fièvre vasculaire se montre avec
énergie, que le pouls est plein, que les sécrétions se font
régulièrement, jamais il ne nous viendra à l'esprit de recourir à des médications excitantes, quand bien même il
nous serait possible de ne découvrir aucune lésion locale
importante ; et, au contraire, nous n'hésiterions jamais à
donner des excitants énergiques, si en même temps que
l'auscultation nous permettait de constater une péripneu-

---

(1) *Traité de matière médicale et de thérapeutique*, 2ᵉ édit, 1824
t. 1, p. 235.
(2) *Loc. cit.*, p. 706.
(3) *Loc. cit.*, p. 886.

monie fort étendue, nous voyions le pouls petit et faible, la
respiration lente, la peau refroidie et les forces musculaires
déprimées. »

§ 4. Nous n'aurons pas de peine à faire ressortir combien
cette façon d'envisager les excitants, adoptée par les thérapeutistes les plus éminents, est en désaccord avec les faits
physiologiques. Nous avons vu que l'alcool (et il partage
cette propriété avec toutes les substances stimulantes), tout
en excitant les fonctions animales, déprime les fonctions
organiques, et les nombreux faits que nous avons invoqués
pour expliquer cette influence opposée des spiritueux sur
les deux systèmes de la vie de relation et de la vie végéta-
sive ont dû paraître suffisants au lecteur (nous l'espéront
du moins), pour lui montrer l'erreur qui, depuis plusieurs
années, s'est enracinée dans la thérapeutique à propos de
la médication excitante, parce que dans l'appréciation des
effets médicamenteux des agents stimulants, on a négligé
de prendre continuellement pour guides leurs effets physiologiques.

Il faut considérer avant tout, dans les stimulants, des
nervins, des *hypersthénisants céphalo-rachidiens* (Giacomini) (1), c'est-à-dire des agents qui impressionnent spécialement le système cérébro-spinal, qui n'interviennent dans
le fonctionnement des actes végétatifs qu'indirectement par
leur action sur les nerfs vaso-moteurs sympathiques, et qui,
loin d'exciter la nutrition, de favoriser les oxydations organiques, d'augmenter la combustion fébrile, déterminent la
contraction du système vasculaire, produisent l'anémie et
le refroidissement des organes, restreignent la production
du calorique dans l'économie.

On nous objectera sans doute que l'alcool peut déterminer la fièvre, que son ingestion à dose modérée est suivie
de toutes les apparences d'une fièvre légère, artificielle et
passagère (accélération de la circulation, augmentation de
la chaleur cutanée, coloration des téguments); si bien qu'un

---

(1) Giacomini, *Traité philosophique et expérimental de matière me-
dicale et de thérapeutique.* Traduit de l'italien. Paris, 1842.

certain nombre d'auteurs (1) ont cru devoir recourir à certaines théories pour expliquer la *fièvre alcoolique*.

Mais, ce qui constitue la fièvre, ce n'est point la stimulation du système cérébro-spinal, pas plus que l'excitation des grandes fonctions de l'économie (circulation, respiration, etc.); c'est l'élévation de la température, qui se lie intimement à la combustion plus active, à la transformation plus complète des éléments organiques.

L'alcool n'est pas un agent *pyrogène* (*fiebererrengen*), puisque, comme nous l'avons vu, il ne détermine pas dans l'économie d'élévation de température. En réalité il n'y a pas de fièvre alcoolique, mais il y a une *excitation alcoolique*, ce qui est bien différent.

§ 5. C'est à titre d'*excitant général* que l'alcool a été préconisé dans la période algide du choléra, d'abord par Magendie, en 1832, puis par J. Guyot en 1849 et en 1860 (2).

Quand le pouls est imperceptible, que la circulation participe à la torpeur qui s'étend dans les principaux appareils et que le sang stagne dans les vaisseaux, les excitants (rhum, eau-de-vie, café, thé) sont prescrits avec succès pour combattre ces symptômes menaçants; leur emploi peut réveiller les fonctions engourdies et languissantes. Mais c'est à tort que J. Guyot a considéré l'alcool comme un spécifique du choléra.

On pourrait peut-être rapporter à l'excitation que cet agent détermine vers les centres nerveux l'heureuse influence qu'il a présentée dans l'empoisonnement consécutif à la morsure de serpents venimeux (de la Géronnière, Paterson).

Quant aux guérisons de tétanos rapportées par un certain nombre d'auteurs à l'emploi des préparations alcooliques, nous n'avons pas besoin d'y insister, vu l'obscurité qui règne encore sur la nature de cette singulière affection, et l'incertitude et l'insuccès avec lesquels on a dirigé contre elle les moyens curatifs les plus énergiques.

---

(1) Barrel de Pontevès, *Des nerfs vaso-moteurs et de la circulation capillaire*. Thèse de Paris, 1864. — Gingeot, *loc. cit.*

(2) *Union médicale*, 1849 et 1860.

VI. — *De l'alcool considéré comme antipyrétique.*

§ 1. La fièvre est essentiellement une combustion (1).

Donc, traiter la fièvre, c'est combattre la chaleur morbide, c'est atténuer et restreindre sa redoutable et pernicieuse action, c'est enrayer ses principales sources de production : les oxydations intra-organiques et les réactions chimiques, qui se passent dans l'intimité des éléments et dans la profondeur des tissus.

Telles sont les indications principales qu'un praticien judicieux ne manque pas de remplir, par l'emploi des divers *agents antipyrétiques*, dont l'influence anticalorifique peut être attribuée soit à des modifications chimiques qu'ils éprouvent eux-mêmes au sein de l'économie et s'accompagnant de l'absorption d'une certaine quantité de chaleur (ex.: acide oxalique se dédoublant en acide carbonique et hydrogène, d'après Berthelot), soit au ralentissement et à la diminution des oxydations organiques, que leur présence dans le sang ou dans les tissus imprime aux éléments vivants (ex. : acide arsénieux) ; phénomènes qui, dans tous les cas et quelle que soit leur nature, se traduisent extérieurement par un abaissement de la température et par une diminution des résidus éliminés par les sécrétions.

Ces agents peuvent être rangés sous la dénomination d'antipyrétiques *directs* ou *chimiques*.

§ 2. — De plus, sous l'influence de l'élévation de la température et de l'échauffement du liquide sanguin et des tissus, se manifestent chez le fébricitant une série de phénomènes, que l'on a eu tort de rapporter, selon nous, à une excitation du système nerveux, car on constate alors de la prostration, de l'abattement, de la perte des forces, de la diminution des facultés intellectuelles, sensitives et motrices, phénomènes qui indiquent suffisamment la dépression du système cérébro-spinal ; en même temps la dilatation du réseau vasculaire, la rougeur des téguments, la

---

(1) Voy. *Nouveau Dictionnaire de médecine et de chirurgie pratiques*, t. 14, article *Fièvre*, par Hirtz.

congestion des parenchymes et des tissus, la diminution.de la tension artérielle, dont dépendent l'accélération des battements du cœur et la vitesse du pouls, sont des signes suffisants pour indiquer la paralysie du système vasomoteur.

D'après cela, surgit contre l'état fébrile une indication thérapeutique inattendue : c'est d'exciter le système nerveux, de façon non-seulement à réveiller l'activité des fonctions cérébro-spinales plus ou moins émoussées et engourdies, mais encore à ranimer l'excitabilité des vasomoteurs, à déterminer la contractilité des éléments vasculaires, à ramener à son degré habituel et à son état normal la tension artérielle diminuée, à régulariser et à modérer la progression du sang dans l'appareil circulatoire.

Tels sont les effets que déterminent chez le fébricitant les agents connus sous le nom d'*excitants* ou de *stimulants*, dont le principal représentant est l'alcool, et que nous n'hésitons pas à ranger parmi les antipyrétiques *indirects* ou *circulatoires*, à côté de certaines substances qui n'agissent sans doute pas différemment, comme la *digitale*, le *veratrum viride*, etc.

§ 3. Enfin, on peut rattacher l'influence antipyrétique de l'alcool et des agents excitants, non-seulement aux modifications qu'ils déterminent dans le système vasculaire, mais bien à l'excitation elle-même qu'ils produisent dans le système nerveux.

Si l'on tient compte, en effet, dans l'explication des effets dynamiques et physiologiques des substances médicamenteuses, du principe, universellement admis aujourd'hui, de la *transmutation des forces*, l'excitation imprimée par l'alcool à l'appareil cérébro-spinal et aux fonctions qu'il gouverne, devant s'accompagner fatalement de dépense de force et par suite de consommation de chaleur, il doit en résulter nécessairement un certain refroidissement dans l'organisme soumis à cette excitation.

§ 4. C'est à l'influence de l'alcool sur la chaleur fébrile que nous croyons devoir attribuer les succès constatés après son emploi, par Todd, Béhier, Gingeot, dans la pneumonie aiguë, Béhier dans le rhumatisme articulaire aigu, Stokes et Monneret dans la fièvre typhoïde, Legras dans l'érysipèle, J. Guyot, Hérard, Burdel et Godfrin contre les accès de fièvre paludéenne, Manassein dans la septicémie (1).

VII. — *De l'alcool considéré comme antidéperditeur.*

Dans la savante introduction qui précède les commentaires du Codex, Gubler a indiqué le premier l'application heureuse qu'on peut faire des médicaments *antidéperditeurs* au traitement de certaines maladies. Nous-même, dans un récent travail, nous avons étudié les effets physiologiques et thérapeutiques des principaux d'entre eux (café, thé, coca, maté).

Grâce à leur influence modératrice sur le mouvement de dénutrition, l'emploi des spiritueux doit être étendu, croyons-nous , à tous les états morbides caractérisés par l'affaiblissement, l'amaigrissement, le marasme (chlorose, anémie, dyspepsies chroniques, dyssenterie chronique, tuberculose (2); on devra en attendre encore d'excellents effets dans les convalescences longues et difficiles, dans les affections où l'organisme est débilité, soit par des pertes abondantes et continues (polydipsie, métrorrhagie, sueurs profuses), soit par une désassimilation trop rapide (polyurie).

Quant au diabète sucré, l'alcool pourrait agir contre cette affection à titre d'antidéperditeur, à la façon de l'arsenic préconisé dans ce cas par quelques médecins (Owen Rees, Saikowski); mais les essais tentés par Bouchardat n'ont pas été heureux; l'expérimentation physiologique et la clinique s'accordent aujourd'hui pour signaler l'influence des préparations alcooliques sur l'augmentation de la quantité de sucre éliminé par les urines des diabétiques (3).

(1) Les animaux auxquels on injecte sous la peau des substances putrides ne présentent que peu ou point de fièvre, s'ils ont été préalablement narcotisés avec l'alcool. (*Berliner centrallat*, 1870, s. 705.)

(2) Tripier. *De l'eau-de-vie dans la phthisie* (*Bulletin de thérapeutique*, 1864, p. 271); Fuster (de Montpellier), *Journal de Martin Lauzer*, 1866, p. 385.

(3) Voy. Rosenstein, *Arch. f. path. anat. und phy.*, t. 13, n°s 4 et 5, an. 1860.

VIII. — *De l'emploi de l'alcool dans la fièvre typhoïde.*

§ 1. Parmi les praticiens qui ont administré, en France, les spiritueux dans la fièvre typhoïde, nous avons cité Béhier, Gingeot, Godfrin et Sée. Mais aucun, croyons-nous, n'a indiqué avec autant de talent que S. Jaccoud les importantes et nombreuses indications de la médication alcoolique dans cette maladie.

Nous avons été heureux de voir la méthode que nous suivons depuis quelques années, recommandée par ce distingué confrère (1).

§ 2. On sait que la fièvre typhoïde est une maladie à cycle défini et continu, parcourant toutes ses phases, quel que soit le traitement institué dans le but de la combattre ou de l'enrayer. Nous n'avons point à lui opposer pour le moment de traitement spécifique ; la médication ne peut donc être que symptomatiqne.

La mort n'arrive presque toujours qu'à la suite de complications redoutables et qui sont de deux sortes :

1° Les unes résultent de lésions organiques apparaissant soudainement, souvent à l'improviste ; telles sont les perforations intestinales, la péritonite, les entérorrhagies abondantes, contre lesquelles le médecin reste presque toujours impuissant.

2° Les autres sont constituées par une exagération menaçante de certains troubles fonctionnels ; ce sont des désordres du système nerveux (adynamie, ataxie, délire), ou de la nutrition (élévation considérable de la température, combustion fébrile excessive). C'est contre ces dernières complications que le médecin peut lutter avec avantage ; ce sont elles qu'il doit s'efforcer de prévenir ou de combattre. Il trouve pour cela, dans l'arsenal thérapeutique, des médicaments d'autant plus précieux qu'ils peuvent agir en même temps comme stimulants et comme antipyrétiques.

---

(1) Jaccoud, *Traité de pathologie interne*, 1871, t. 2, p. 778 et suiv.

§ 3. L'alcool , nous l'avons démontré, est un de ces médicaments. Les bons effets que nous avons recueillis de son administration dans ces cas, sont tels que nous croyons devoir y insister spécialement, en examinant les principales indications que présente alors ce précieux agent.

A. *Action contre l'adynamie.* — C'est là le triomphe de la médication alcoolique. Les nombreuses observations que nous avons prises et dont on trouvera les principales dans la thèse d'un de nos élèves (1), démontrent suffisamment l'importance qu'il faut attribuer à l'administration des spiritueux dans tous ces cas de fièvres typhoïdes, rappelant la fièvre lente nerveuse d'Huxham, s'accompagnant de stupeur et de dépression des forces, et qui, d'après ce que nous avons constaté dans nos salles, s'accompagnent plus habituellement que les autres formes, de dothinenterie, d'engouement pulmonaire et de broncho-pneumonies souvent tenaces et durables.

Nous nous sommes bien trouvé alors de l'emploi des boissons excitantes (alcool, café, thé, vins généreux) et des douches appliquées à la surface du corps (Voy. courbes 3, 4 et 5).

Nous n'avons pas besoin de faire ressortir les heureux effets des spiritueux dans une maladie longue, profondément débilitante, comme la fièvre typhoïde, dans laquelle l'organisme doit pouvoir subvenir aux pertes considérables qu'il supporte. Ici , les indications des excitants sont admises par tout le monde, et Trousseau lui-même a insisté spécialement sur le degré d'énergie que doit déployer l'économie pour que les maladies aiguës se terminent naturellement et heureusement.

Mais nous croyons devoir appeler l'attention sur le rétablissement rapide, le faible amaigrissement et la courte durée de la convalescence , que nous avons constatés chez la plupart de nos malades.

Un autre accident , que nous avons avantageusement

____

(1) Voy. Autellet, *De l'action antipyrétique de l'alcool employé dans la fièvre typhoïde.* Thèse de Paris, 1871.

combattu par les alcooliques, c'est le *délire anémique* ou *nerveux*, qui se lie parfois à l'adynamie et qui indique toujours un épuisement considérable du système cérébral.

L'alcool peut faire disparaître ce délire, par suite de l'hypérémie qu'il détermine vers le cerveau, et de la stimulation rapide qu'il produit (Voy. courbes 6 et 9).

Quant au *délire alcoolique*, qui est si fréquemment mis en cause par la plupart des médecins de notre époque, nous avouons que nous ne l'avons que très-rarement constaté dans nos salles.

La plupart de nos observations ont été prises sur de jeunes soldats, arrivés depuis peu de temps dans la capitale, ayant conservé encore leurs habitudes de frugalité de la vie des champs et pas encore livrés aux pernicieuses atteintes de l'alcoolisme.

B. *Action sur la chaleur fébrile.* — Le tracé thermométrique de la fièvre typhoïde régulière, suivant son cours normal, parcourant ses phases successives sans complication et sans accidents, et traitée par l'expectation (Voy. courbe 1), tel qu'il a été donné par les divers partisans de la thermométrie clinique (Thomas, Wunderlich, Hirtz, etc.), et tel que nous l'avons relevé maintes fois nous-même, soit quand nous étions interne à l'hôpital de Strasbourg, soit depuis quelques années dans nos salles du Val-de-Grâce, éprouve sous l'influence de la médication alcoolique des modifications importantes, presque toujours identiques et consistant principalement :

1° Dans une irrégularité bien marquée de la courbe, dont les trois parties principales (oscillations ascendantes, stationnaires et descendantes) sont beaucoup moins nettement distinguées.

Cette irrégularité est due à un abaissement de 0,5 à 2°5 que subit la température, sous l'influence de l'alcool, abaissement se continuant pendant 2 ou 3 jours, puis généralement suivi d'une faible ascension survenant le soir, mais momentanée ; car, dès le lendemain matin, surtout si l'on a eu soin d'augmenter la dose d'alcool administrée, et si ce médicament a été pris pendant la nuit, on constate une descente quelquefois considérable de la chaleur morbide (Voy. courbes 2, 4, 6 et 7).

2° Dans une élévation toujours moindre du fastigium, qui ne dépasse presque jamais 39° (Voy. courbes 3, 4, 6).

Quant au *délire fébrile*, dû à l'élévation considérable de la température et qui survient quand celle-ci atteint 40° à 40°5, nous l'avons combattu et arrêté plusieurs fois par l'administration de fortes doses de spiritueux, et sa disparition a toujours été consécutive à un abaissement notable de la chaleur morbide (Voy. courbe 8).

Mentionnons en terminant les bons effets de l'alcool comme antipyrétique pour prévenir certains autres accidents (altérations des muscles volontaires, dégénérescence cireuse, détérioration des cellules nerveuses, syncope, rigidité du muscle cardiaque) qui se lient intimement à l'élévation excessive de la chaleur fébrile et dont l'importance a été mise en lumière dans ces derniers temps par divers observateurs (Zenker, Harless, Hayem, Vallin).

IX. — *De l'emploi de l'alcool dans la variole.*

Pendant le terrible hiver de 1870-71, chargé du service des varioleux au Val-de-Grâce, nous avons été à même d'employer, chez plusieurs malades, la médication alcoolique, et nous avons pu nous convaincre de l'utilité des spiritueux dans certaines formes de varioles graves ou anormales.

Il y a d'abord un fait qui nous a frappé dans ces cas : c'est l'influence évidente de l'alcool sur la marche de la température.

On sait que le tracé thermométrique de la variole simple, sans phénomènes menaçants et sans complications, présente deux ascensions, dont la première commençant le 1ᵉʳ jour de la maladie progresse graduellement jusqu'au 3ᵉ ou 4ᵉ jour, c'est-à-dire jusqu'au moment de l'éruption, et dont la seconde, survenant au bout de deux ou trois jours, indique la période de suppuration, qui se termine lentement, graduellement et irrégulièrement vers le 19e jour. (Hirtz.) (Voy. courbe 15.)

Grâce à l'administration des préparations alcooliques dès le début de la maladie, on peut refréner la chaleur fébrile, qui, lorsqu'elle devient excessive et atteint 41°, peut être une cause de mort (Voy. courbe 17).

En même temps, si l'on a soin de continuer l'emploi des spiritueux, on peut diminuer et même supprimer presque complétement le fastigium qui correspond à la période de suppuration. Sous l'influence de ce traitement excitant et réparateur, la durée de cette période peut être abrégée, et la convalescence arrive plus rapidement (Voy. courbe 16).

Nous ne pouvons nous étendre sur ces résultats importants constatés dans un grand nombre d'observations (près de 300) que nous avons recueillies dans nos salles.

Ajoutons que nous nous sommes bien trouvé de l'emploi des spiritueux à hautes doses contre le délire coïncidant, pendant l'invasion ou la période d'éruption de la maladie, avec une chaleur fébrile excessive (Voy. courbe 18). Nous avons eu la satisfaction de voir ces faits également constatés par S. Jaccoud, dont le traité de pathologie interne présente plusieurs tracés thermométriques qui viennent à l'appui de nos propres observations (1).

Dans les cas de *varioles hémorrhagiques primitives* accompagnées d'adynamie considérable et de dépression des forces caractérisée par les pétéchies et les effusions sanguines coïncidant presque toujours avec une éruption lente et difficile, nous avons administré avec succès les spiritueux et les excitants à hautes doses (eau-de-vie en potion, thé au rhum, vin chaud, vins généreux), ainsi que les affusions et les douches froides, et c'est en grande partie à ce traitement que nous rapportons la faible mortalité que nous avons constatée (10 décès sur 16 malades), dans des cas considérés ordinairement comme fatalement mortels (Voy. courbe 19).

Quant aux *varioles hémorrhagiques secondaires* accompagnées généralement de complications thoraciques (broncho-pneumonie, engouement pulmonaire) et caractérisées

----

(1) *Loc. cit.*, t. 2, p. 676.

par le ratatinement et la teinte noirâtre des pustules, l'apparition de nombreuses taches ecchymotiques à la surface des téguments avec tendance au collapsus et, pendant la convalescence, par l'apparition de nombreux furoncles et d'énormes abcès superficiels ou intramusculaires, la médication alcoolique appliquée dans ces cas nous a semblé donner les meilleurs résulats.

Sur 56 malades atteints de varioles hémorrhagiques secondaires, nous n'avons eu à enregistrer que 18 décès.

Nous ne saurions trop insister sur ces faits, qui démontrent jusqu'à l'évidence l'opportunité des agents excitants appliqués au traitement d'affections longues et débilitantes et d'autant plus dangereuses et meurtrières qu'elles frappent des individus souffreteux, mal nourris et affaiblis par les fatigues et les privations, ainsi que se présentait la population parisienne pendant l'investissement de la capitale.

Mentionnons ici l'heureux emploi que nous avons fait à la même époque des préparations spiritueuses, dans certains cas de scarlatine et de rougeole, soit pour lutter contre l'adynamie, soit pour modérer la chaleur fébrile.

X. — *De l'emploi de l'alcool dans la pneumonie.*

§ 1. Nous n'avons pas besoin de faire ressortir ici l'utilité des spiritueux dans le traitement des pneumonies des vieillards, où la prostration et l'adynamie constituent les symptômes les plus menaçants et les plus favorables à la médication alcoolique. Les praticiens sont unanimes aujourd'hui pour adopter ce traitement préconisé par un grand nombre d'auteurs (Rœsch, Royer-Collard, Chomel, Grisolle, Gasté, Béhier, Trastour, etc.).

Mais il est un fait beaucoup moins connu et beaucoup moins accepté dans la pratique, c'est l'utilité des alcooliques dans les pneumonies franches, à caractère inflammatoire avec frisson, point de côté, élévation considérable de la température, qui dès le début atteint 40 à 41°, chez des sujets jeunes, vigoureux et d'un tempérament sanguin.

Sauf Béhier, qui, comme nous l'avons dit, d'après quelques observations de pneumonie guérie par les alcooliques,

prises sur des hommes adultes, pense qu'il y aurait dans ce
fait sujet à expérimentation, nous voyons tous les médecins proscrire l'emploi des spiritueux, dès que l'affection
pulmonaire s'observe sur un sujet jeune et vigoureux et
s'accompagne de réaction fébrile : témoin Trastour (1), qui
dans l'étude savante et approfondie qu'il consacre à la médication alcoolique dans la pneumonie, signale seulement
comme indications des alcooliques : « la faiblesse des sujets,
l'absence de réaction, la pâleur de la face, le refroidissement de la peau, les crachats purulents faisant craindre
l'hépatisation grise, la vieillesse, la dépression excessive
causée par les antimoniaux, etc. »

Pourtant, dans ces derniers temps, S. Jaccoud a préconisé les spiritueux dans la pneumonie fibrineuse des adultes
où il s'est bien trouvé de leur emploi, non-seulement contre
certaines complications telles que l'adynamie et le délire,
mais encore contre l'élévation exagérée de la température
organique.

Comparant les diverses médications employées dans la
pneumonie, il donne le tableau suivant, où l'on voit que
les toniques et les excitants ont produit la mortalité la plus
faible :

Pneumonies.	Traitement.	Auteurs.	Mortalité.
698	Saignée seule.	Reil, d'Edimbourg	34.52 %
85	*Idem.*	Dielt.	20.40
648	Tartre stibié.	Rasori.	22.06
406	*Idem.*	Dielt.	20.70
		Résultats groupés de Laennec, Grisolle : Maximum.	16.00
		Minimum.	12 05
		Moyenne.	14.25 %
	Expectation pure et simple.	Dielt.	7.04
	Médication tonique exclusive (alcool, quinquina).	Bennett.	3.40

§ 2. Ainsi que le dit le savant clinicien de Lariboisière :
« la pneumonie, maladie à cycle défini comme la variole ou la
rougeole, ne présente aucune indication causale ou patho-

---

(1) *Des indications des alcooliques à hautes doses dans les maladies
aiguës, et en particulier dans la pneumonie (Bulletin général de thérapeutique, 1860).*

génique, et l'évolution naturelle de la lésion ne peut être abrégée d'une heure. »

La courbe thermométrique présente trois périodes : 1° une période d'ascension comprenant 1 ou 2 jours et pendant laquelle la température atteint de 39° à 40°5 ; 2° une période d'état qui dure 4 à 6 jours, caractérisée par des oscillations faibles et stationnaires ; 3° une période de déclin qui commence du 6ᵉ au 11ᵉ jour de la maladie et pendant laquelle la température subit des oscillations rapidement décroissantes (Voy. courbes 10 et 11).

Sous l'influence de la médication alcoolique, la courbe thermométrique subit des modifications évidentes, comme le démontrent les tracés de Jaccoud, de Charcot (Voyez courbe 12) et les nôtres (Voy. courbes 13 et 14). On voit alors la chaleur descendre dès le 3ᵉ ou le 4ᵉ jour de la maladie, si bien qu'au bout de quelques jours le thermomètre n'indique que 37° ou 36°5. La période d'état est donc ainsi diminuée.

Nous avons employé la médication alcoolique dans 30 cas de pneumonie franche et n'avons point eu de décès à enregistrer.

Chez un de nos malades, atteint de délire alcoolique, l'administration des spiritueux à hautes doses a été rapidement suivie de la disparition des accidents cérébraux.

§ 3. Bien des explications ont été données pour rendre compte des effets des alcooliques dans la pneumonie.

En France, Trastour (1) cherche à établir sur la théorie de la substitution l'utilité des alcooliques dans les phlegmasies pulmonaires.

D'après cet auteur, la substitution proviendrait de l'influence dépressive de l'alcool sur les vaso-moteurs du poumon et des effets locaux irritants (pneumonie alcoolique) déterminés par l'élimination de cette substance à travers le parenchyme pulmonaire.

Enfin Gingeot, et plus récemment Godfrin (2), font jouer

____

(1) *Loco citato*, p. 20 et suiv.
(2) *Loco citato*, p. 67.

à l'alcool un très-grand rôle comme antipyrétique dans la pneumonie comme dans tout état phlegmasique aigu. Ce dernier, insistant sur la nécessité de combattre directement l'élément *fièvre* dans ces affections, attribue les bons résultats des spiritueux dans ces cas à l'abaissement de la température qu'ils déterminent.

Nous croyons devoir, avec Jaccoud, rapporter l'utilité de l'alcool dans la pneumonie : 1° à l'excitation du système nerveux ; 2° à l'abaissement de la température ; 3° à la diminution des déperditions et des oxydations organiques ; faits que nous avons invoqués du reste nous-même, dès 1869, pour expliquer les bons effets des spiritueux comme stimulants généraux, antipyrétiques et antidéperditeurs (1).

XI. — *De l'emploi de l'alcool dans le rhumatisme articulaire aigu.*

Les guérisons publiées par Stokes, Béhier (2) et autres, de rhumatisme articulaire aigu traité par la médication alcoolique, nous ont engagé à expérimenter cette médication dans la même maladie.

Le nombre de rhumatisants que nous avons soumis à l'action des alcooliques s'élève à 15; nous avons enregistré 13 guérisons. A la suite de l'administration des spiritueux, nous avons constaté, outre la cessation des douleurs, la disparition du délire, la diminution considérable dans la fréquence du pouls (faits indiqués par Béhier), une chute assez rapide de la chaleur fébrile, du 4° au 11° jour de la maladie (Voy. courbes 21 et 22).

Les complications cardiaques ont été trop rares (dans 4 cas) pour faire craindre l'action irritante que l'alcool absorbé pourrait exercer sur l'endocarde.

Dans 9 cas, la disparition des douleurs a coïncidé avec une diaphorèse assez abondante.

Les préparations alcooliques nous ont semblé indiquées

---

(1) Voy. A. Marvaud, *Action physiologique et thérapeutique de l'alcool* (*Bulletin de la Société de médecine de Bordeaux*, 1869).
(2) *Bulletin de thérapeutique*, 1865.

dans le rhumatisme articulaire aigu, soit comme excitantes, contre l'adynamie survenant chez des sujets déjà débilités, soit comme antipyrétiques, contre l'acuïté des accidents liés e ssentiellement à la chaleur fébrile.

XII. — *De la tolérance pour l'alcool.*

§ 1. Nous avons insisté ailleurs sur les fortes doses d'alcool prescrites par les médecins anglais et par nous-même, dans les affections fébriles, et nous avons vu que, dans ces cas, les malades supportent parfaitement ce médicament. Reste à expliquer cette tolérance remarquable :

Disons d'abord que, dans l'organisme sain, elle varie suivant un certain nombre de conditions déterminées, qui se rapportent :

1° *A l'individu.* Ainsi tout le monde sait que les personnes qui font un usage habituel des spiritueux, surtout les ivrognes, peuvent supporter impunément de grandes quantités d'alcool.

2° *A l'état de vacuité ou de plénitude de l'estomac.* L'ingestion d'aliments solides contribue à retarder ou à empêcher l'ivresse.

3° *A la température de l'atmosphère.* « Lorsque l'on fait une injection de 10 ou 15 grammes d'alcool à un lapin, dit Jung (1), sous l'influence d'une température basse, il se manifeste chez l'animal une intoxication alcoolique aiguë. A cette circonstance déterminante, abaissement de la température, vient se joindre comme cause adjuvante l'absence d'élimination d'alcool.

« En répétant la même expérience, mais dans un air chaud, l'alcool produit des effets beaucoup moins marqués et surtout moins rapides.

« De cette double expérience il est permis de conclure que, sous l'influence d'un air froid, l'alcool détermine rapidement une intoxication aiguë, avec réfrigération consécutive. »

C'est ce que nous constatons, du reste, chez l'homme :

______

(1) Jung, *loc. cit*, p. 32.

plus d'un ivrogne a trouvé la mort à la sortie du cabaret, en passant la nuit dehors, au milieu d'une atmosphère froide et humide.

4° *A la latitude et au climat.* Quand on considère les grandes quantités de spiritueux qu'on absorbe dans les pays septentrionaux, on se demande leur utilité. La plupart des auteurs leur ont fait jouer, comme aliments respiratoires, un rôle hygiénique considérable, d'après lequel, envisagés comme des sources de chaleur, ils augmenteraient la résistance de l'organisme au refroidissement.

On a même insisté sur leur facile tolérance dans les climats froids.

Cependant Carpenter (1) avait constaté que, loin d'exercer une action favorable sur l'économie, l'alcool, pris à la dose habituelle à ces contrées, diminuait au contraire la résistance de l'organisme à la rigueur de l'hiver.

Nous avons vu, du reste, que les boissons alcooliques, au lieu d'être favorables à la chaleur organique, enrayent les phénomènes d'oxydation et de combustion dans l'organisme ; et les expériences qui ont été entreprises sur les animaux, et que nous avons citées plus haut, confirment pleinement nos idées à ce sujet.

§ 2. En présence de ces faits, nous nous demandons ce qu'il faut penser de cette prétendue tolérance pour l'alcool dans les pays froids.

L'influence de l'alcoolisme sur les accidents habituels et sur les maladies propres aux pays chauds est-elle suffisamment démontrée ? Est-on bien fixé encore sur l'étiologie de l'hépatite, de la dyssenterie et des abcès du foie, et peut-on rapporter sûrement ces affections à l'abus des spiritueux ?

Nous ne le pensons pas, et, sans nier l'influence de l'alcool sur les sécrétions cutanées et hépatiques, nous croyons qu'on a considérablement exagéré ses effets dans la pathogénie des maladies des Européens dans les pays chauds.

Du reste, le foie, cet organe si susceptible dans les

---

(1) Carpenter, *On the use and abuse of alcoholic liquors in health and disease.* London, 1850.

régions tropicales, devient aussi malade dans les pays du
Nord, et l'on sait que la cirrhose, si commune en Angleterre, s'appelle dans ce pays : *gin drinker's liver* (foie des
buveurs de gin).

Dirons-nous que l'alcool doit être moins bien supporté
dans les pays chauds que dans les pays froids, parce que
dans les premiers on en consomme moins que dans les
seconds? Mais ce n'est pas une raison ; nous pouvons du
reste attribuer cette consommation plus grande de spiritueux parmi les peuples du Nord, à l'activité bien connue
de ceux-ci, à leurs occupations plus fatigantes, à leurs
mouvements prompts, faciles et énergiques, comparés à la
vie nonchalante, sédentaire et oisive des peuplades du Midi.

L'homme emploie les spiritueux à différentes doses,
suivant la latitude sous laquelle il habite, parce que les conditions de son existence sont différentes; il varie leur mode
d'emploi pour les approprier à ses besoins : dans les pays
froids, où il fait usage de l'alcool à titre d'excitant général
des systèmes nerveux et musculaire, il absorbe ce liquide à
des doses d'autant plus fortes qu'il a besoin d'en ressentir
une excitation cérébro-spinale plus énergique, pour combattre la torpeur et l'engourdissement que détermine l'action du froid.

Dans les pays chauds, au contraire, il recherche dans
l'alcool un agent anticalorifique ou antidéperditeur : aussi
ce sont les doses faibles et répétées qu'il préfère.

C'est ainsi que nous voyons les Anglais, qui absorbent
dans leur pays de si grandes quantités de boissons spiritueuses, une fois arrivés dans les Indes, changer leur régime
et leurs habitudes, et restreindre considérablement leur
consommation de rhum et d'eau-de-vie.

§ 2. Quant à la facilité remarquable avec laquelle l'organisme, à l'état pathologique, supporte des doses considérables d'alcool, elle peut être expliquée différemment, suivant les causes qui, d'après Sée (1), interviennent dans la
tolérance des médicaments en général :

---

(1) Sée, *De la tolérance des médicaments* (*Bulletin général de thérapeutique*, 15 août 1869).

1° « Dans certains états morbides, dit-il, la circulation ne se fait plus ; le choléra en est le type. Dans la période d'algidité, on peut donner à un cholérique tous les médicaments que l'on voudra, sans obtenir aucun résultat ; c'est que la circulation est réduite à une sorte d'oscillation du sang qui reste stagnant, et le médicament, si même il a été absorbé, reste aussi stagnant. Bientôt arrive la période de réaction, les fonctions se rétablissent, et la circulation reprend son cours ; alors la dose énorme du médicament, qui a été administrée dans la période d'algidité, produit son action ; et c'est ainsi qu'on a vu plusieurs fois des cholériques empoisonnés par l'opium et la strychnine. » Nous pouvons ajouter aussi par l'alcool.

2° « La circulation est normale, le médicament est transporté dans l'organisme, mais il arrive à des organes qui sont réfractaires, car ils sont dans un état d'anesthésie complète sous l'influence de l'acide carbonique qui y est accumulé, comme cela arrive dans tous les cas d'asphyxie.» C'est ce qui a lieu dans la pneumonie, où de grandes quantités de spiritueux sont administrées sans qu'il en résulte d'alcoolisme ; car, dans ces cas, il existe toujours un état asphyxique plus ou moins complet ; le sang étant chargé d'acide carbonique, l'excitabilité des centres nerveux est beaucoup moindre ; par suite, l'ivresse, dont le premier stade est caractérisé par des phénomènes d'excitation, se produit plus difficilement.

3° Dans d'autres cas, « c'est en vertu de l'énervation des organes sur lesquels se localise le médicament que la tolérance se produit ». Nous avons déjà insisté sur ce fait, qui explique pourquoi, dans le delirium tremens, les malades habitués aux spiritueux, et surtout les ivrognes, supportent si facilement des doses considérables d'alcool.

4° Enfin, nous signalerons une autre influence qui a été négligée à tort et peut-être omise par Sée : nous voulons parler de l'état fébrile. Les auteurs ont insisté sur la facilité avec laquelle les fébricitants supportent l'alcool, qui chez eux ne détermine jamais l'ivresse. Comment expliquerons-nous cette tolérance ? Par les phénomènes mêmes qui constituent la fièvre : 1° par l'élévation de la température, sous l'influence de laquelle l'alcool libre dans le sang arrive plus rapidement dans les appareils sécréteurs activés en même temps dans leur fonctionnement; 2° par l'activité des oxydations et des réactions intra-organiques, d'où résultent des transformations plus rapides et une destruction plus active et plus complète de l'alcool, qui disparaît dans le sang.

Sans parler des résultats de nos observations, ces raisons seules paraissent suffisantes pour justifier la confiance et la hardiesse avec lesquelles certains praticiens ont employé et emploient encore la médication alcoolique.

XIII. — *De la place de l'alcool dans le cadre de la matière médicale.*

§ 1. Dès qu'on a été à même d'observer les effets de l'alcool dans l'organisme sain, on a dû être frappé de son action si remarquable et si caractéristique sur l'appareil cérébro-spinal et de l'excitation générale qu'il détermine dans le système nerveux : aussi voyons-nous ce liquide, à peine introduit dans la thérapeutique, trouver sa place toute naturelle dans la médication *excitante* ou *stimulante*. Et cette place, il l'a conservée jusqu'à nos jours, malgré les changements de doctrines médicales, malgré les idées théoriques qui ont fait accepter ou abandonner, à diverses époques, tel ou tel mode thérapeutique.

Nous avons insisté précédemment sur l'erreur qui consiste à considérer les agents excitants comme déterminant en même temps la suractivité des fonctions animales et des fonctions organiques. Nous avons démontré que la stimulation des facultés cérébro-spinales (sensibilité, intelligence, motilité), loin de s'étendre alors aux actes végétatifs (oxydations et combustions organiques, nutrition), devait s'accompagner fatalement de leur dépression et de leur engourdissement.

Il nous est donc impossible de voir dans les *stimulants généraux* des médicaments qui augmentent la chaleur animale, accélèrent la circulation et le pouls, déterminent, en un mot, tous les symptômes de l'accès pyrétique.

§ 2. *L'action* manifeste de l'alcool sur le système nerveux assure à cet agent une place naturelle parmi les médicaments *nervins*.

Il présente du reste avec les *nervins anesthésiques* des rapports nombreux, sur lesquels nous avons eu soin d'insister précédemment et que nous nous contentons d'énumérer ici :

Ils exercent sur les centres nerveux une action spéciale tout à fait caractéristique, qui consiste : d'abord dans une excitation plus ou moins marquée, puis dans une diminution, une suspension ou une abolition de la sensibilité et de la motilité.

Comme l'excitation produite par l'alcool est plus énergique et plus longue que celle que déterminent le chloroforme, l'éther, l'amylène et les principaux anesthésiques, on a principalement tenu compte de cette action initiale et prédominante, pour placer cet agent dans la médication *excitante* ou *stimulante*, et l'analogie qu'il présentait dans ses effets généraux avec les anesthésiques passa complétement inaperçue.

§ 3. D'après son action sur la nutrition, l'alcool doit être rangé parmi les médicaments *antidéperditeurs* ou *antidénutritifs*, à côté du café, du thé, de la coca, du maté, etc.

Cette classe de médicaments, à peine constituée dans la matière médicale, se distingue par des caractères suffisamment tranchés, dont les principaux sont les suivants :

Primitivement, ils enrayent les transformations organiques et ralentissent le mouvement de désassimilation ; secondairement, ils abaissent la chaleur organique, diminuent les résidus contenus dans la sécrétion, et favorisent la stéatose.

§ 4. Ainsi, d'après son action physiologique, l'alcool peut trouver place dans deux séries différentes :

° *Anesthésiques.*   2° *Antidéperditeurs.*

Chloroforme.   Alcool.
Ether.   Coca.
Amylène.   Café.
Alcool.   Thé.
    Maté.

Sa présence dans chacune de ces séries indique-t-elle un lien de parenté, une communauté de nature, une similitude de caractères entre l'une et l'autre, entre les médicaments anesthésiques et les médicaments antidéperditeurs? Nous serions disposé à le croire, bien que toute comparaison entre des substances aussi différentes paraisse difficile, quand on envisage en bloc leurs effets physiologiques et thérapeutiques.

Mais quand on analyse soigneusement ces effets, quand on ne se contente pas d'étudier les plus visibles et les plus évidents, et quand on cherche à mettre en lumière ceux qu'on dédaigne habituellement comme secondaires, accessoires ou obscurs, à cause de leur légère influence, de leur faible manifestation ou de leur courte durée, on trouve, entre les deux séries que nous avons établies, des rapports importants et des relations étroites, qui attendent encore, il est vrai, une démonstration plus satisfaisante, et qui ressortiront certainement de recherches nouvelles et d'une étude plus approfondie de ces substances.

Faisons tout d'abord observer qu'il n'est pas plus juste de comparer l'alcool, le chloroforme et l'éther, composés chimiques nettement déterminés, à des liquides complexes, comme l'infusion de café, de thé ou de coca, que de comparer ces divers anesthésiques au vin ou à la bière, par exemple. Dans toute comparaison, il faut au moins mettre en regard des éléments de même nature : aussi devons-nous séparer, dans l'ensemble des éléments combinés ou mélangés que présentent ces boissons aromatiques, le principe réellement actif, et rapprocher ses effets physiologiques de ceux des substances hydrocarbonées, dont l'expérimentation physiologique nous a fait connaître l'action.

C'est dire qu'il faut comparer à l'alcool, non le café,

mais la *caféine ;* non le thé, mais la *théine ;* non la coca, mais la *cocaïne.*

Malheureusement ces principes ont été encore peu étudiés, et leur rôle physiologique et thérapeutique est bien obscur, quand on le compare à celui de l'alcool. Cependant quelques expériences récentes permettent d'entrevoir leurs principaux effets.

Ainsi, il résulte des observations de Stullmann et Falck (1) que la caféine peut déterminer la paralysie et l'anesthésie ; d'un autre côté Morenoy Maïz (2) a constaté que la cocaïne agit principalement sur la sensibilité, qu'elle peut abolir complétement.

Il est vrai qu'on n'a pas encore démontré l'influence des anesthésiques proprement dits (chloroforme, éther) sur la nutrition, et leur rôle comme antidéperditeurs n'a pas encore été établi ; mais on a étudié leur influence sur la chaleur organique, et l'on sait qu'ils peuvent déterminer dans l'économie un refroidissement de quelques degrés (Bouisson, Duméril et Demarquay).

§ 5. Quoi qu'il en soit, l'alcool, grâce à son double rôle comme anesthésique et comme antidéperditeur, a sa place toute naturelle dans la médication antipyrétique.

Pourtant, dans les traités de matière médicale les plus répandus dans notre pays, on voit encore l'étude thérapeutique de ce médicament rester toujours confinée dans le chapitre consacré à la médication excitante ou stimulante, et il n'y a guère, en France, que quelques thèses récentes (3) où l'on accorde à l'alcool le rang important qui lui revient légitimement parmi les agents antifébriles.

Il est utile d'insister ici sur les nombreux avantages qu'il présente.

Et d'abord, c'est un médicament usuel, qui se trouve

---

(1) *Arch. für path. anat. und phys.,* t. 11, nᵒˢ 4 et 6.

(2) *Etude sur l'érytroxylum coca du Pérou et la cocaïne.* Thèse de Paris, 1868.

(3) Ferrand, *De la médication antipyrétique.* Paris, 1867, p. 56 et suiv. — Papillon, *Médication antiphlogistique et antipyrétique.* Strasbourg, 1868, p. 72.

partout, qu'on peut se procurer facilement et d'une administration commode, quand il est prescrit en potion ou sous forme d'eau-de-vie ou de rhum. Il est parfaitement toléré par le malade : pas de vomissements, pas de nausées, pas le moindre dégoût ou la plus légère répugnance à craindre : avantages considérables, quand on le compare aux principaux antipyrétiques (digitale, veratrum, etc.).

Son ingestion ne présente pas le moindre danger. Il n'a pas besoin, pour être administré, d'une surveillance et d'une attention toujours nécessaires, quand on prescrit ces derniers médicaments, qui malgré leur pouvoir antifébrile évident et malgré les éloges qui leur ont été décernés, semblent devoir rester confinés dans les grands hôpitaux et n'être jamais utilisés d'une façon utile et efficace dans la pratique journalière.

Grâce à cette bénignité, les préparations alcooliques peuvent être prescrites pendant toute la durée de la pyrexie, à doses croissantes et graduées, suivant l'élévation de la température et les symptômes plus ou moins graves présentés par le malade.

Le praticien peut en outre varier ces préparations, les administrer soit en tisanes, soit en potions, leur associer, suivant les cas, des boissons excitantes et aromatiques, qui agissent dans le même sens (café, thé, coca, etc.).

Par un emploi continu de ces préparations, on peut obtenir le maintien de l'abaissement de la température, avantage sur l'emploi des bains et des lotions froides, qui déterminent pendant une période très-courte une réfrigération de quelques degrés, presque aussitôt suivie d'une chaleur au moins égale et quelquefois supérieure à la chaleur morbide constatée par le thermomètre avant l'emploi de ces moyens réfrigérants (Libermeister, Jergenssen, Barthé).

Enfin, l'alcool restreint les déperditions organiques en enrayant dans sa source même la combustion fébrile ; propriété qu'il partage, du reste, avec d'autres antipyrétiques (sulfate de quinine, arsenic, etc.).

XIV. — *Modes d'administration et doses.*

Les auteurs qui ont le plus employé et préconisé la médication alcoolique, ont insisté sur la nécessité de donner les spiritueux à l'intérieur, à doses fractionnées. Todd avait formulé ce précepte, et lui-même, comme nous l'avons dit, administrait toutes les deux heures à ses malades une cuillerée d'eau-de-vie étendue d'eau.

Ses successeurs ont suivi son exemple, et nous voyons, dans ces derniers temps, Béhier donner l'alcool à 56° c. à la dose de 80, 150 et même 300 grammes, additionnés de 80 à 100 grammes d'eau édulcorée, sous forme de potion, à prendre par cuillerées, à 1, 2 ou 3 heures d'intervalle.

Telle est la *potion de Todd*, dont l'emploi est si fréquent aujourd'hui dans la pratique médicale.

S. Jaccoud emploie l'eau-de-vie ou le rhum à la dose quotidienne de 40,80 à 100 gr. suivant les cas, administrés dans la potion cordiale du Codex.

Mais, quant à la différence des effets produits par l'alcool suivant les doses auxquelles il est prescrit, suivant son usage passager ou plus ou moins prolongé, les auteurs en ont presque complétement négligé l'étude. Pourtant le sujet était assez important et offrait assez d'intérêt pour attirer l'attention.

Ne savons-nous pas, en effet, combien l'action de l'alcool sur l'organisme sain est variable, suivant que ce liquide est ingéré à doses modérées ou à doses fortes? Ne connaissons-nous pas les diverses phases que présente le tableau de l'ivresse, sous l'influence de l'ingestion progressive des boissons spiritueuses? Quel rapport y a-t-il entre cet homme qui bavarde et qui gesticule, qui présente une animation, une activité et une agitation incroyables, qui a l'œil brillant, le visage animé et congestionné et dont les sens sont d'une finesse rare et d'une excitabilité excessive, et cet autre qui gît immobile dans un état profond d'engourdissement ou de sommeil, qui ne répond pas aux questions qui lui sont faites, dont la face est pâle, froide et livide, et qui reste complétement insensible à toute excitation et à toute douleur? Tous les deux sont pourtant sous le coup du même agent, dont les effets sont différents parce que les doses ingérées sont différentes.

Voilà ce qui se passe dans l'organisme sain ; le praticien doit en tenir compte dans l'administration de l'alcool à l'organisme malade.

Or, nous avons vu qu'on pouvait employer l'alcool à différents titres ; on devra varier les doses et le mode d'administration de ce liquide suivant l'effet que l'on voudra obtenir.

Veut-on donner l'alcool comme *excitant du système nerveux*, il faudra l'administrer à une faible dose et en une seule fois (20 ou 60 grammes d'eau-de-vie dans une certaine quantité d'eau).

Comme *antipyrétique*, l'alcool doit être prescrit à doses fractionnées, suivant la méthode des médecins anglais et de Béhier (50 à 100, 200 et même 300 grammes d'eau-de-vie dans une potion à prendre d'heure en heure, mieux de demi-heure en demi-heure).

On peut recourir à la même potion quand on veut obtenir un effet *antidéperditeur* ou tonique dans des affections chroniques ; seulement on doit diminuer la dose d'eau-de-vie, et prendre la potion pendant et après les repas.

Enfin, comme *anticongestif*, on pourrait prescrire l'alcool à hautes doses. Ainsi, dans la congestion cérébrale, on pourrait utiliser l'anémie qu'il détermine vers les centres nerveux, dans la troisième période de l'ivresse ; mais son action est trop irrégulière et son administration trop dangereuse pour qu'on l'applique dans ces cas, où nous avons à notre disposition des moyens curatifs bien plus sûrs et bien plus efficaces.

CONCLUSIONS GÉNÉRALES.

I. — L'alcool exerce sur l'organisme sain une action complexe, qui dépend :

1° De sa présence à l'état libre dans le sang;
2° Des altérations qu'il subit dans l'économie.

1° L'alcool, à l'état libre, agit :

A. Sur le sang, où il détermine des effets :

a) Physiques (coagulation, déformation des globules);

b) Chimiques (modifications dans les différents gaz contenus dans le sérum);

c) Physiologiques (influence sur le fonctionnement des globules et changements dans les phénomènes de l'hématose).

B. Sur le système nerveux : a) à faible dose, excitation des fonctions animales (sensibilité, intelligence, motilité); b) à haute dose, perturbation, dépression et abolition de ces fonctions ;

C. Sur la circulation : a) à faible dose, excitation du cœur; d'où accélération du pouls et hypérémie ; b) à haute dose, excitation du système vaso-moteur, contraction des artérioles ; d'où ralentissement du pouls et anémie.

D. Sur la respiration : a) à faible dose, excitation ; b) à haute dose, dépression; d'où augmentation, puis irrégularité et diminution des mouvements respiratoires.

E. Sur la distribution du calorique dans l'organisme (à haute dose, refroidissement de la périphérie, dû à l'anémie des téguments).

F. Sur la nutrition (excitation du système vaso-moteur, d'où anémie et ralentissement des oxydations et des combustions intra-organiques).

L'alcool séjourne plus ou moins longtemps dans les différents organes (cerveau, foie, reins) et dans le sang, et s'élimine par les diverses sécrétions (expiration, sueurs, urine).

2° Une partie de l'alcool absorbé subit des altérations

dans l'économie, puisqu'on ne la retrouve pas dans les sécrétions.

Grâce à ces altérations, encore peu connues, mais qui
consistent sans doute dans une combustion plus ou moins
complète de ses éléments, l'alcool transformé dans le sang
exerce une action particulière sur la nutrition.

Le calorique qui résulte de cette combustion étant tout
entier transformé en force et en mouvement (par suite de
l'excitation imprimée aux fonctions intellectuelles, sensitives et motrices, sous l'influence de l'alcool libre dans le
sang) reste latent et ne se révèle par aucune augmentation de température.

Au contraire, l'alcool abaisse la température organique,
diminue la quantité d'acide carbonique exhalée par les
poumons, restreint la proportion des résidus éliminés par
les urines, enraye la désassimilation et favorise la stéatose.

Ce n'est donc pas un aliment respiratoire, mais un
aliment anticalorifique et antidéperditeur.

Sa double action comme excitateur des fonctions de la
vie de relation ou comme dynamophore et comme dépresseur des fonctions de la vie organique ou antidésassimila-
teur s'explique facilement d'après le mode de fonctionnement habituel au système nerveux.

La seconde de ces propriétés peut, en effet, être envisagée
comme une conséquence de la première, si l'on tient
compte de ce fait physiologique bien démontré aujour-
d'hui, et conforme à la loi de la transformation des forces,
que l'appareil sympathique qui préside à la nutrition et à
ses principaux phénomènes (assimilation, désassimilation,
proliférations cellulaires, échanges, combinaisons et décom-
positions organiques) agit d'autant moins que l'appareil
cérébro-spinal, qui commande aux fonctions intellectuelles,
sensitives et motrices, développe une énergie et une activité plus considérables et éprouve une stimulation plus
vive et plus durable.

II. — Son double titre comme dynamophore et comme
antidéperditeur, assure à l'alcool un rôle considérable et
précieux en hygiène alimentaire, comme excitant au tra-

vail et à la veille, comme agent d'épargne dans le régime des classes pauvres et comme stimulant puissant du travail musculaire.

III. — L'alcool exerce sur l'organisme malade des effets plus ou moins complexes, variables suivant l'état morbide contre lequel il est dirigé et suivant la dose à laquelle il est administré, mais dépendant surtout de son triple rôle physiologique :

1° Comme excitant du système nerveux cérébro-spinal;
2° Comme anticalorifique ;
3° Comme antidéperditeur.

Il constitue un médicament utile et précieux, beaucoup trop délaissé aujourd'hui en thérapeutique, et dont l'emploi, indiqué rationnellement dans les phlegmasies (pneumonie aiguë, rhumatisme articulaire aigu, etc.) et les pyrexies (fièvre typhoïde, variole, fièvres éruptives, etc.), et principalement indiqué quand il s'agit de combattre les troubles et les accidents dépendant soit de l'adynamie, soit de l'élévation excessive de la chaleur fébrile, peut donner les résultats les plus avantageux pour le malade et les plus encourageants pour l'art médical.

D'après ses effets physiologiques et thérapeutiques, l'alcool peut être rangé, soit parmi les *nervins anesthésiques* (chloroforme, éther, etc.), soit parmi les *antidéperditeurs* (café, thé, coca, maté, etc.) et relie entre elles ces deux séries de médicaments qui doivent être sans doute confondues.

Il doit prendre place, dans la matière médicale, parmi les nombreux agents de la médication antipyrétique.

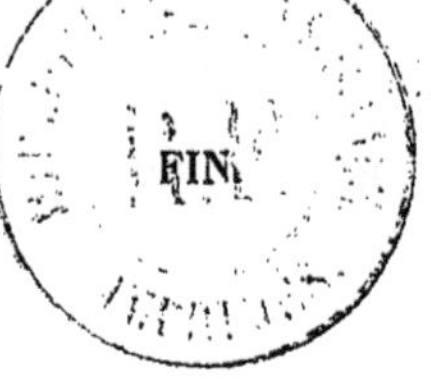

Courbe 1

Fièvre typhoïde régulière
sans accidents et traitée par l'expectation (Hirtz)

jour de la maladie | 1 | 2 | 3 | 4 | 5 | 6 | 7 | 8 | 9 | 10 | 11 | 12 | 13 | 14 | 15 | 16 | 17 | 18 | 19 | 20 | 21 | 22 | 23 | 24 | 25

41
40
39
38
37
36

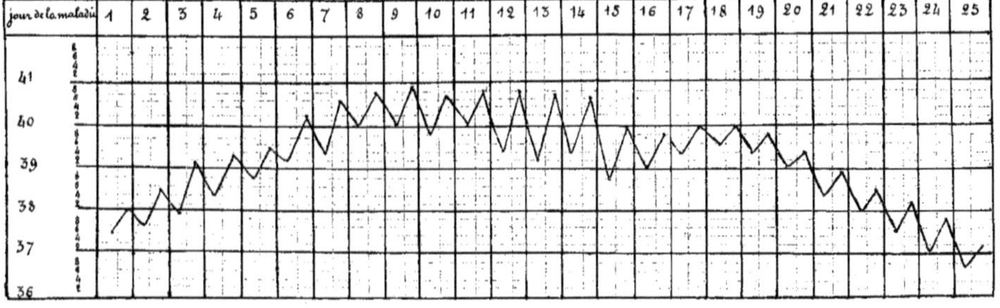

Courbe 2

Fièvre typhoïde grave

T ——
P ......

Chute de la température sous l'influence de l'alcool. Angine inflammatoire pendant la convalescence. Guérison

Dates du mois	9 juin	10	11	12	13	14	15	16	17	18	19	20	21	22	23	24	25	26	27	28	29	30	1er	2	3
Dates de la maladie	4	5	6	7	8	9	10	11	12	13	14	15	16	17	18	19	20	21	22	23	24	25	26	27	28

Alcool 30 gr. en 2 potions (de ½ heure en
½ heure - Café 125 gr. avec 30 gr. de rhum
2 pots de thé au Rhum (50 gr.)

supprimer les alcooliques   Alimentation   Angine inflammatoire

Courbe 3

Fièvre typhoïde adynamique
avec engouement pulmonaire considérable traitée par l'alcool - Guérison.

Dates du mois | 5 8bre | 6 | 7 | 8 | 9 | 10 | 11 | 12 | 13 | 14 | 15 | 16 | 17 | 18 | 19 | 20 | 21 | 22
Dates de la maladie | 8 | 9 | 10 | 11 | 12 | 13 | 14 | 15 | 16 | 17 | 18 | 19 | 20 | 21 | 22 | 23 | 24 | 25

41   120
40   110   100
39   90
38   80
37
36

2 potions avec 40 gr. d'alcool
chaque - 2 paquets de thé anthum 30g.

mouche fridé

Engouement pulmonaire
Dyspnée en dépression des forces, alcool et vin quinquina

Courbe 4 — **Fièvre typhoïde**

avec engouement pulmonaire et température très élevée au début
(40°), sous l'influence de l'alcool, elle descend à 38, pour ne plus dépasser 39°. Guérison.

dates du mois	13 juillet	14	15	16	17	18	19	20	21	22	23	24	25	26	27	28
jour de la maladie	6	7	8	9	10	11	12	13	14	15	16	17	18	19	20	21

Courbe 5 — **Fièvre typhoïde adynamique**

traitée par l'alcool.
Mort le 15e jour — (perforation intestinale

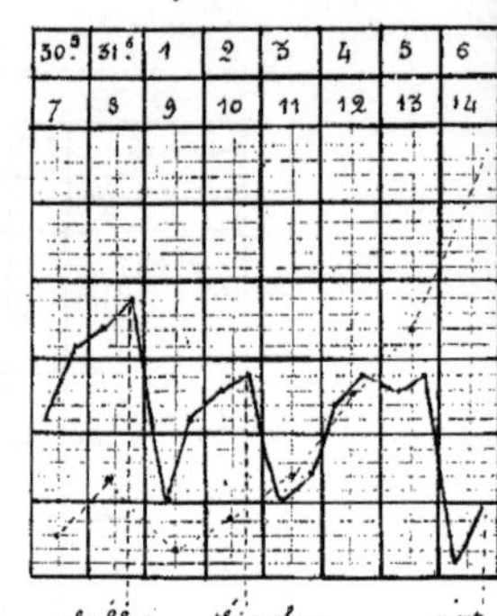

dates du mois	30.5	31.6	1	2	3	4	5	6
jour de la maladie	7	8	9	10	11	12	13	14

Courbe 6.

Fièvre typhoïde grave

avec délire ou prostration traitée par l'alcool. Chute de la température qui ne dépasse pas 39°.

dates du mois	16	17	18	19	20	21	22	23	24	25	26	27	28	29	30	1	2	3	4
jour de la maladie	7	8	9	10	11	12	13	14	15	16	17	18	19	20	21	22	23	24	25

Courbe 7 — *Fièvre typhoïde grave, ataxique*

avec engouement pulmonaire. délire la nuit, selles et urines involontaires.

emploi de l'alcool; chute de la température, cessation du délire; adm.ⁿ des excitants contre l'adynamie. Guérison

Courbe 8

Fièvre typhoïde, ataxique

avec engouement pulmonaire considérable, délire la nuit. Emploi de l'alcool et des douches froides. Guérison

Dates du mois	24	25	26	27	28	29	30	1er	2	3	4	5	6	7	8	9	10	11	12	13	14
jour de la maladie	8	9	10	11	12	13	14	15	16	17	18	19	20	21	22	23	24	25	26	27	28

Courbe 9

Fièvre typhoïde

avec engouement pulmonaire dès le début ; prostration considérable et stupeur. Selles involontaires
délire la nuit. l'expectation jusqu'au 15e jour époque à laquelle on emploie un traitement excitant. Vin chaud. Vin de Malaga) Chute de la température de 39°2 à 37°3 _ Guérison. (Schützenber)

dates du mois | 4 | 5 | 6 | 7 | 8 | 9 | 10 | 11 | 12 | 13 | 14 | 15 | 16 | 17 | 18 | 19 | 20 | 21 | 22 | 23 | 24 | 25 | 26 | 27
jour de la maladie | 2 | 3 | 4 | 5 | 6 | 7 | 8 | 9 | 10 | 11 | 12 | 13 | 14 | 15 | 16 | 17 | 18 | 19 | 20 | 21 | 22 | 23 | 24 | 25

Engouement pulmonaire
Broncho pneumonie
Sueurs profuses
stupeur et adynamie
Selles involontaires
Délire la nuit
Bain
Vin chaud 250 gr.
Vin de malaga 500 gr.
alimentation
Convalescence

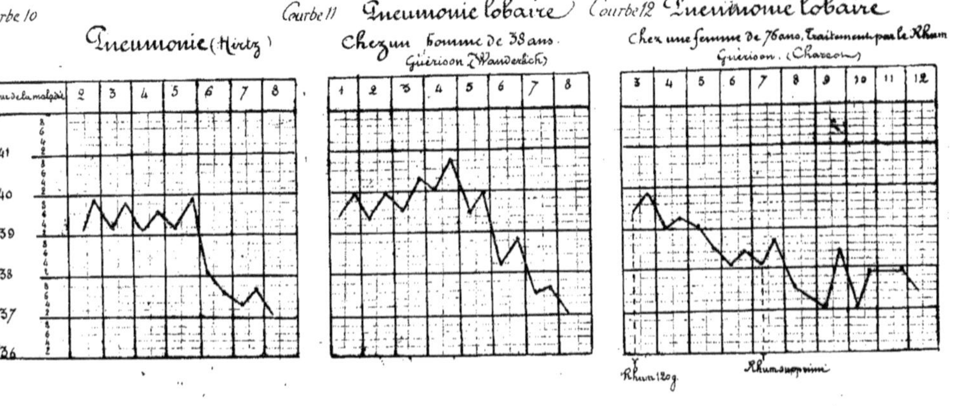
rbe 10
Pneumonie (Hirtz)
Courbe 11 Pneumonie lobaire
Chez un homme de 38 ans.
Guérison (Wunderlich)
Courbe 12 Pneumonie lobaire
Chez une femme de 76 ans. Traitement par le Rhum
Guérison. (Charcot)
ure de la maladie
Rhum 120 g.
Rhum supprimé

Dates du mois	21 juin	22	23	24	25	26	27	28	29	30	1er juillet
jour de la maladie	3e	4	5	6	7	8	9	10	11	12	13

Dates du mois	30 Xbre	31	1er	2	3	4	5	6	7	8
jour de la maladie	3e	4e	5	6	7	8	9	10	11	12

Courbe 15
Variole observée dès le premier jour:
ascension rapide le premier jour, puis graduellement élevée jusqu'au 4e jour.
le 5e au moment de l'éruption, descente rapide mais provisoire de 2 jours puis nouvelle
et rapide ascension marquant la suppuration qui se termine lentement, graduellement et irrégulièrement vers le 19e jour (Hirtz)
jour de la maladie
1 2 3 4 5 6 7 8 9 10 11 12 13 14 15 16 17 18 19 20 21
41 40 39 38 37 36

Courbe 16   Variole confluente en régulière   Courbe 17   Variole hémorrhagique primitive
Emploi de l'alcool à doses fractionnées dès le début de l'invasion contre l'élévation   Élévation considérable de la température
de la température. Chute de celle ci par l'influence de la médication alcoolique continuée pendant toute la durée de la maladie   Mort le 4e jour de l'éruption.
jour de la maladie 1 2 3 4 5 6 7 8 9 10 11 12 13 14 15 16 17 18 19 20 21   2e 3 4
40
39
38
39
35
37
38
2 potions avec 30 gr. d'alcool chaque. 4 portions de vin généreux
une cuillerée de 1/2 h. en 1/2 h. 2 pots de thé au Rhum (50)
supprimer les alcooliques
Alimentation

Courbe 18
Variole confluente
avec délire et élévation considérable
de la température pendant l'éruption.
administration de l'alcool à haute dose (60 gr.
d'eau de vie) et de thé au Rhum. Cessation du délire. Guérison.

jour de la maladie 3 4 5 6 7 8 9
41 40 39 38 37 36

Violent délire
potion avec 60 gr. d'eau de vie
2 pots de thé au rhum comme tisane

Courbe 19
Variole hémorrhagique primitive
avec adynamie considérable. Eruption dificile, terminée seulement
le 8e jour de la maladie. tendance au collapsus. Emploi de l'alcool à hautes doses
50 gr. d'eau de vie dans une potion - thé au rhum - Vin chaud.

1 2 3 4 5 6 7 8 9 10 11 12 13 14 15 16 17 18

Vin chaud
Café chaud au rhum.
Thé au Rhum

Période de suppuration
peu marquée

alimentation

Courbe 20 — Variole hémorrhagique secondaire

avec complication thoracique (broncho-pneumonie) traitée par l'alcool. Pas de suppuration des pustules, qui se ratatinent et deviennent noirâtres. Nombreuses tâches ecchymotiques à la surface du corps. Tendance au refroidissement et au collapsus. Emploi du thé chaud et de vin généreux. Convalescence longue et compliquée par l'apparition de furoncles nombreux et d'abcès intra-musculaires.

Courbe 21
Rhumatisme articulaire aigu,
traité par la médication alcoolique (Eau de vie à doses fractionnées)
Défervescence rapide au 9e jour); — Abaissement de la température
Jour de la maladie
4e 5e 6e 7e 8 9 10 11 12 13 14 15 16 17 18 19 20 21
39
38
37
36
35
2 potions avec 60 gr. d'eau de vie chaque.
supprimer l'alcool
sueurs critiques. convalescence

Courbe 22   Rhumastisme articulaire aigu
traité par l'alcool. Chute de la température. 5e jour de la maladie. Guérison.

date du mois	1er	2	3	4	5	6	7	8	9	10	11	12	13	14	15	16	17
jour de la maladie	3e	4	5	6	7	8	9	10	11	12	13	14	15	16	17	18	19

Bouillon - 3 portions de vin
2 portions avec 50 gr. d'alcool chaque
2 pots de thé (avec 50 gr. de rhum)

alimentation   Convalescence.

TABLE DES MATIÈRES.

Pages.

Avant-propos.   I
Introduction.   1
Considérations préliminaires.   7

Iʳᵉ PARTIE.

EFFETS PHYSIOLOGIQUES DE L'ALCOOL.

I. Des voies d'introduction de l'alcool dans l'organisme. . . .   9
  § 1. Peau.   9
  § 2. Séreuses. 10
  § 3. Muqueuse pulmonaire. 10
  §.4. Muqueuse digestive. 11
II. Action interne (tube digestif). 12
III. Présence de l'alcool dans le sang. 16
IV. Action de l'alcool sur le sang. 17
  § 1. Effets physiques. 17
  § 2. Effets chimiques. 19
  § 3. Effets physiologiques. 20
V. Que devient l'alcool dans le sang ? 21
VI. Présence de l'alcool dans les centres nerveux. 26
VII. Action sur le système nerveux. 27
VIII. L'alcool agit sur les centres nerveux à la façon des anesthé-
  siques 31
IX. Physiologie pathologique de l'ivresse. 35
X. Effets successifs de l'alcool sur les différentes parties du
  système nerveux. 41
XI. Action sur la circulation. 47
XII. Action sur la respiration. 52
XIII. Elimination de l'alcool en nature par les sécrétions. . . . 52
  § 1. Poumons. 52
  § 2. Reins. 53
  § 3. Peau. 54
XIV. Action sur la nutrition. 54
XV. L'alcool n'est pas un aliment respiratoire. 56
  § 1. Rôle de l'aliment respiratoire. 56
  § 2. Action sur la quantité d'acide carbonique exhalé
    par la respiration. 58
  § 3. Action sur la chaleur animale. 59

Pages

XVI. L'alcool est un aliment d'épargne ou antidéperditeur. . . . 62
XVII. Action sur les urines. 66
XVIII. Explication du double rôle de l'alcool comme dynamophore
    et antidéperditeur. 69
XIX. Influence sur la formation de la graisse dans l'économie. . 73
XX. Nature de la mort par l'alcool. 79

IIe PARTIE.

APPLICATIONS A L'HYGIÈNE.

I. Du rôle de l'alcool dans l'alimentation. 85
II. Utilité comme dynamophore; excitation à la veille et au tra-
    vail intellectuel. 89
III. Utilité comme antidéperditeur. 92
IV. Utilité comme aliment d'épargne dans les classes pauvres. . . 95
V. Influence sur le travail musculaire. 99

IIIe PARTIE.

APPLICATIONS A LA THÉRAPEUTIQUE.

I. Emploi de l'alcool en médecine et en chirurgie. 102
II. Usages de l'alcool à l'extérieur. 105
III. Pansement des plaies par l'alcool. 107
IV. Usages de l'alcool à l'intérieur. 115
V. De l'alcool considéré comme excitant du système nerveux. 127
VI. Idem. . . . . comme antipyrétique. 133
VII. Idem. . . . . comme antidéperditeur. 135
VIII. Emploi de l'alcool dans la fièvre typhoïde. 136
IX. Idem. . . . . dans la variole 139
X. Idem. . . . . dans la pneumonie. 141
XI. Idem. . . . . dans le rhumatisme articulaire aigu. 144
XII. De la tolérance pour l'alcool. 148
XIII. De la place de l'alcool dans le cadre de la matière médicale. 149
XIV. Modes d'administration et doses. 154

Conclusions générales. 156

Paris. — Imprimerie de J. DUMAINE, rue Christine, 2.